U0248461

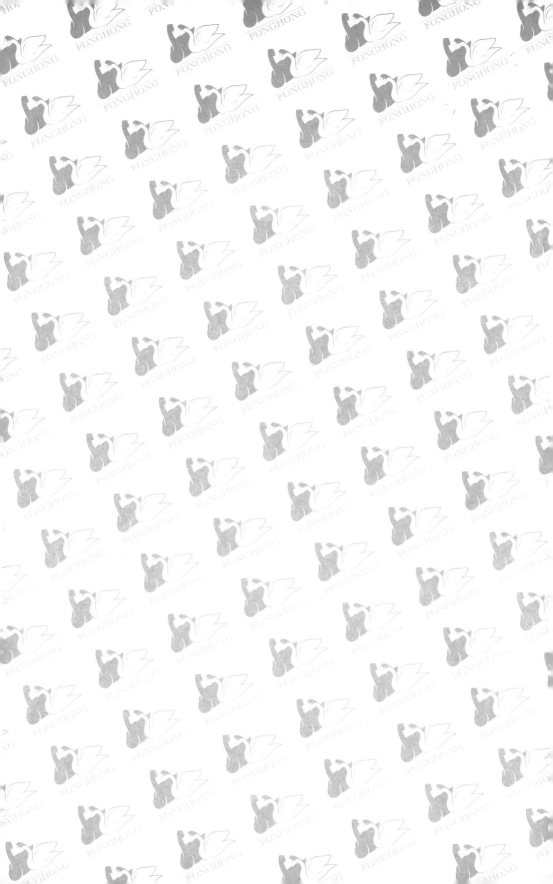

小火熬小药

唐博祥　著

江苏科学技术出版社

图书在版编目（CIP）数据

小火熬小药 / 唐博祥著. —南京：江苏科学技术
出版社，2013.8
ISBN 978-7-5537-1442-4

Ⅰ．①小…　Ⅱ．①唐…　Ⅲ．①方书－中国－古代
Ⅳ．①R289.32

中国版本图书馆CIP数据核字（2013）第138770号

小火熬小药

著　　　者	唐博祥	
责 任 编 辑	孙连民	
特 约 编 辑	卢　晶　赵　娅	
责 任 校 对	郝慧华　郭慧红	
责 任 监 制	曹叶平　刘　钧	
出 版 发 行	凤凰出版传媒股份有限公司 江苏科学技术出版社	
出版社地址	南京湖南路1号A楼　邮编：210009	
出版社网址	http://www.pspress.cn	
印　　　刷	三河市杨庄双菱印刷厂	
开　　　本	700mm×1000mm　1/16	
印　　　张	14.5	
字　　　数	171千字	
版　　　次	2013年8月第1版	
印　　　次	2013年8月第1次印刷	
标 准 书 号	ISBN 978-7-5537-1442-4	
定　　　价	32.00元	

图书如有印装质量问题，可随时向我社出版科调换。

在漫长的学医道路上，我是比较幸运的。在从师学习、自学和实践过程中，我也在不断地运用多样化治疗手段，以中药和针刺为主，其他方法为辅助，改善及消灭患者的病痛。至今算一算，也有三十余年了。

　　在病人求诊的过程中，我常常被问到这样一个问题：吃什么才能补身体？问这个问题的有老年人，也有很多年轻人。可见，大家对"补"是非常重视的，只是对于用什么补、怎么补一直比较困惑。而每当被问到这个问题时，我都会为他们推荐一种非常适合现代人调补身体的好方法——自制膏方。现在，我除了进行日常诊疗，做一个本分的中医大夫外，还把更多的时间和精力用在调养之道的传播上。

　　说到膏方，很多人都觉得闻所未闻。确实，这种最古老的滋补圣品从古至今都只是停留在少数人的视野中。在古代，只有王公贵族才有资格享用这种秘不外传的补品。经过一代代医家的尝试、研制以及整理，根据时间、地域、季节、年龄、体质的不同，分类精细、疗效精准的膏方逐渐成为了宫廷贵族的养生首选。

很庆幸，作为一名中医，我接触到了传承至今的膏方精华。多年来，我将千年古方智慧与现代医学相结合，根据四季五时的变化特点和相应气候、人文、地理条件，打破一人一方的基本治疗方式，总结并研制了调理亚健康、慢性病、小儿病、妇科病等的70余道膏方，真正让"旧时王谢堂前燕"飞入了"寻常百姓家"。

这些膏方更切合现代人体质，也更适合快节奏生活状态下需要慢养身心的人们，它们安全、美味、滋补、养生，不仅可以用于日常养生，也可以用于调理疾病。经过长期临床检验，这些膏方为很多患者解除了疾病的痛苦，其调养效果获得了普遍认可。

为了让更多人能享受到膏方的补养效果，我将这些方法集结成书，针对每一种常见疾病给出不同膏方，并详细说明用药和制作方法，查询便捷，操作方便。希望大家从中受益，慢养出真正的健康。

每当我看诊稍有疲惫之时，总要看看我身后的几株草本植物，它们的花开花落不仅带给我惊喜与感伤，还让我不断思考生命的真谛与生活的意义。治病救人是我的天职，面对每一位患者时，我心中都保有对疾病的敬畏，但我确信只要勇于面对、正面迎击，就能去除令我们身心痛苦的疾病根源。

此时捧在您手中的，不是一本简简单单的中医膏方保健书，而是一本用心、仁、意写成的健康责任书。之所以把它拿出来和大家分享，只是因为：有很多人需要它！

在修行健康的路上，我愿能永远是您的一味药，一路相伴！

唐博祥

2013 年 7 月于北京

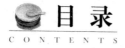

目 录
CONTENTS

[第三章] **再忙也要有好胃口**
肠胃肝脏疾病立扫光

[第四章] **还您一片清新**
上班族不可不知的养心清肺方

[第五章] **胜过名贵补品**
从内在调整男女生殖系统疾病

[第六章] 告别腰腿酸疼
气血畅通四肢健

[第七章] 父母的秘密小药箱
小儿常见病不用慌

汉方慢养新主张

谁说良药要苦口

XIAO HUO AO XIAO YAO

　　为什么过去有钱人家生病了多煎制膏方，很少喝草药？因为草药味苦，难以下咽，而膏方味道甘美，形状晶莹剔透，药效还高。这就是膏方流转于鼎食之家的缘故。

流传千年的宫廷保养秘传——神奇膏方

　　中药也叫中草药，疗效卓越，种类繁杂，形态各异，细分起来可分为丸、散、膏、丹、汤，其中的膏就是我们本书主要讲的内容。秦伯未尝谓："膏方非单纯补剂，乃包含救偏却病之义"，一语中的地阐述了膏方的本质所在。

　　很多人知道草药，却不知道膏方为何物。因为大多数人只喝过煎熬的草药汤，没有吃过膏方。这也不奇怪。因为在过去，膏方是宫廷里的专用药膳，大户人家也少见，穷人更是吃不起。

　　膏方可以算是中医方剂的重要组成部分，中医中的膏方是一种将药材反复煎煮，去渣取汁，经蒸发浓缩后，加阿胶、龟板胶、鳖甲胶等胶性药物来收膏，再加糖或蜂蜜制成的半流体稠状剂型。《说文》解释说："膏，肥也。"意指浓稠的糊状物，特性凝而不固，常借指物之精华，故蕴含有滋润、缓和、润泽的意思。

　　最早的膏方，是以煎命名的，中医经典古籍《金匮要略》中所记载的一些以"某某煎"命名的方剂，炮制方法就与膏方的制作方法相似。膏方已有几千年的历史，早在战国时期《内经》就对它有所记载。流传至今的膏方都历经几百年的沉淀并原汁原味地保留了下来。早在汉代医圣仲景时代，名医方士以辨证论治为基础，使用膏方来治疗某一病症，膏方制作技术掌握在少数人手中；后来到了隋唐时期，专事研究草药的方家把膏方研制当作一门专业技术进行攻关；一直到宋元时期，膏方研究得到蓬勃发展，这一时期，达官贵人研制膏方都是在滋补思想指导下以延年益寿为目的；明清时期，膏方研制以冬令进补思想为主，还把膏方与命门学说相结合，形成了一种新的膏方理论思路，还作为疾病后期调养的食品在宫廷中流行。随着现代人生活水平的提高和健康意识的增加，膏方成为现代人滋补身体以及调理疾病的新宠。

这些不同时期的膏方流转史说明了膏方不同寻常的身世，小小膏方始终挟带着一种氤氲的贵气。这也使得膏方在很多人看来十分神秘和神奇。尽管古人研制膏方只是为达官贵人服务，但随着膏方在坊间的流转，许多秘制膏的方法还是为一些医家所掌握和研用，慢慢普及开来。特别是二十四节气理论、健康饮食思想、《黄帝内经》养生观在民间的推广，使膏方的使用有了很大的社会文化背景。

现在我们可以知道，为什么膏方研究和制作沿革至今，在任何一个社会都没有被淘汰。除了膏方不同凡响的滋补和保健作用，还因为它周身散发着一种富贵之气、吉祥之气以及来自大自然的灵气。

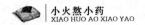
XIAO HUO AO XIAO YAO
膏方好入口，功效不输中成药

为什么过去有钱人家生病了多煎制膏方，很少喝草药？因为草药味苦，难以下咽，而膏方味道甘美，形状晶莹剔透，药效还高。这就是膏方流转于鼎食之家的缘故。

尽管汤药和膏方的制作就在一念之间，但结果很不一样。古时候人们制作膏方，在开方子的时候讲究的是各种中药成分搭配在一起，起到1+1>2的效果。膏方里用水煎药，与我们平常开方喝药没有区别，但此时的膏方还没有成型，还需要添加一些增加可口性的调味药、秘料，继续熬制，才能形成膏方。为了减少药味的困扰，制作者在口感方面做出了很多探索。经过上千年的沿革,膏方的味道也在逐渐发生着变化,由最初的"良药苦口"，发展到可以根据个人口味进行调制，让每一道膏方适合不同人食用。此时的膏方就好似用一个囊（各种膏剂）锁住了需要的药效（水煎药成分），防止药味改变、效果流失，而且由于添加了调味药，改善了膏方的口感，形状也更惹人喜爱，就像一个精美的食物，真正实现了药食同源的目的。另外，自己动手制作的膏方沾有家里人特有的灵气,制作的膏方也像通灵宝玉,自成气质和灵性。

随着时代的发展，疾病谱在不断发生改变，由不良生活习惯和不良环境等因素导致的疾病越来越多。因而传统膏方的配药也在不断改变，山楂、虎杖、蒲黄、黄芩、黄连、大黄等药物早已成为膏方的组成部分。可见膏方已经演变成能调整人体生理机能的药物，不再是单纯的滋补药。

XIAO HUO AO XIAO YAO
先通后补，健康长寿的正途

"慢补"是我在本书中想要提出的重要观点。中医认为"有胃气则生，无胃气则死"，脾胃为五脏六腑之转枢，具有"枢轴"的意义，因此，一年四季任何时候，以脾胃为主体的"慢补"都是合适的。

《黄帝内经》中提到，"不治已病治未病"。任何健康问题都不是一朝一夕突发的，滋补身体也是同样的道理，长期坚持才有效。一年四季根据天气变化，坚持食用应季膏方，慢慢养，慢慢调，自然能补出健康来。我对于"补"的定义立足于"不生病"，饮食和中药调理得当就是对身体的"进补"，且不受时间和地域的限制。我主张在任何一个方子里都要有"通"法的使用，只有气血通顺了，各脏腑的机能才能达到最佳状态。所以，在服用膏方进行调补的过程中，既不能一味进补滋腻之品，也不能以"通"代替"补"，主要还是配合季节的特性、阴阳的偏重来确立"通"所占的比例。

XIAO HUO AO XIAO YAO
因人而异，找准自己的调补方

每个人的阴阳气血属性都不尽相同。阳虚的人常伴有寒证，比如面色白，四肢逆冷，脉沉细无力；气虚的人容易疲劳，就算轻微的劳动也会出汗；容易发怒、紧张的人大多是因为气滞体质所致；容易口干、皮肤干燥、夜里烦热，这是阴虚甚至体内有虚火的表现；若是容易头晕、吃得少就乏力、有时微微发热出汗，便是因血虚所致，可能还会伴有恶寒或虚热。

如果是肾阳虚引起的腰酸疼，我们就不需要过多养阴，重点要温补阳气；如果是肾阴虚造成的盗汗、烦热，就要滋阴清虚热，而不是升阳清实热。然后辨别气血是否有余或不足，在适合自己的膏方中按加减用药原则做相应调整即可，这在书中每节内容中都有提及。

有一种患者比较难以鉴别，那就是病根与实际表现出来的症状不一致，比如外在表现是容易怕冷、神疲乏力，却舌尖红赤、容易心烦急躁，这就是寒包火的现象，治疗就要以治内在虚火为根本了，看是阴虚有火，还是血虚有热，最终还是要归类到阴阳气血来辨证。

所以我在讲解用于调理每种疾病的膏方时，将会谈到导致本病的主要病因（如痰、湿、瘀、虚所造成的"虚象"）和病位，从而拟定治疗方法，使用者只要根据自己的阴、阳体质对膏方稍加调整就行了。另外，根据我国各大地域特点，长江以北的患者多有内寒，长江以南的患者多有内热，而两广及福建等地（包括港澳台）的患者则多有湿邪。因此，在加减用药上，寒甚者可以多用温阳散寒之品；热甚者则不免要加些清热解毒的药物；西北方患者，就该多加些养阴润燥之品；而南方患者则需要添加化湿、利湿、通便之品，让二便的代谢能够带走体内的湿热。

有些章节，我给出了相应的贴脐、熏洗、煲汤、针灸穴位等方法，希望各位读者能借鉴，配合膏方多管齐下，以达到更好的治疗效果。

自制膏方：您吃对了吗

根据多年经验，我总结了膏方的三大特点：一是吸收快，作用强，药效持久；二是口味好，小孩及老年人容易接受；三是制作省时省力。

如果您不知道自己属于哪种病症、应该服用哪种膏方，我建议您不妨先总结自己的症状，从本书中找出与自己症状相似的章节，再判定自己可能有哪种疾病的发病征兆。同时，我还要提醒您在找出相应的症候时，一定要找有经验的医师验证一下，以免贻误治疗。如果您服用膏方期间患了"急性病"，如流行感冒、急性胃绞痛、发烧、呕吐、急性腹泻等，我建议暂停服用膏方，痊愈再服。这就是中医强调的急则治其标、缓则治其本的原则。

女性在经期、孕期、哺乳期忌服用膏方，以免造成气血失调。膏方中如果有活血、通络等具有强烈"行走"特性的药物，孕妇忌用。

我在书中开的方子，一次制作的剂量至少能吃上 3 周，而且服用简单方便，服用时，每次只需取 2 匙药膏兑温水化开，就能像口服液一样服用，十分简便。

随时可以开始服膏的人，必须具备以下条件，缺一不可：

1. 现阶段没有急性起病，如感冒、发烧、急性炎症等。

2. 没有确实的依据表明已患有高血压、糖尿病等慢性疾病，或虽患有这类疾病但已长期良好控制住。

3. 虽为过敏体质，但熟知自身过敏源。

4. 未孕女性，非素食者。

如果不符合以上条件，应先请专业中医师问诊、经辨证之后开具处方，按处方先喝 2 周至 1 个月的汤药把内环境调理一番，再服膏方。

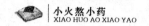

调理好身体的内环境之后，制作和食用膏方前，我们要先掌握以下要点：

膏方的三种构成

膏方有三种构成，选用什么样的水煎药、成膏药和调味药，是根据你制作的目的决定的。

1. 水煎药

水煎药是膏方发挥药效的主体部分，它是根据季节的特性辨证得出的。但西洋参、鹿茸、生晒参、冬虫夏草、灵芝等水煎药，最好不要和众多药物一起煎煮，否则就浪费了如此昂贵的药材。一般可以将它们单煮成药汁，在即将成膏之时兑入，或直接研成细粉，在成膏时加入，和制作好的膏药一起存放即可。

2. 成膏药

成膏药是让汤药成膏的中药材，能提供胶质、补给蛋白，还能补虚疗疾，最常见的有阿胶（补血润燥、养血止血）、鹿角胶（温补肾阳、填精补髓）、鳖甲胶（补肾、滋阴、退热、散瘀、散结）、龟板胶（滋阴潜阳、益肾壮骨、止血）和黄明胶（止血、清虚热、排脓）。另外，市面上出售的类似于中成药的膏剂，如夏枯草膏、益母草膏、金樱子膏、桑葚膏、秋梨膏、鸡血藤膏、川贝枇杷膏等，也是很好的成膏药。若原料不易凑齐，也可将所需的相应药物，如夏枯草、益母草、梨汁等加入水煎药或调味药中，按照此法制成的汤药，也能起到同样的药效。

需要提醒的一点是，由于阿胶较为滋腻，故不适合有胃食管反流、消化道溃疡病史的患者使用，所以，有消化道疾病史的患者在用膏方时应去掉阿胶。如去掉阿胶后再无其他成膏药，须将水煎药的煎煮时间延长到2

至 3 小时（故一开始煮药须多放水，以免将药锅煎煳）。

3. 调味药

调味药分为三种，一是糖类，用以保证膏药的黏稠度，增加可口度，本书主要采用荆花蜜，因为荆花蜜的质量上乘，常被称为"一等蜜"，且有清热去燥的功效，可以避免有些膏方滋腻之性，改用其他种蜂蜜也是可以的。另外，需要强调的是，糖尿病患者最好将调味糖类统一改换为木糖醇。二是食材，如桂圆、枸杞、芝麻、核桃、红枣、薏仁、百合等，不仅本身具有一定的药效，而且也让膏药成为了食品。三是珍贵药材，一般可以单煮或研成细粉兑入成膏。比如羚羊角粉、珍珠粉、琥珀末、肉桂、西洋参、虫草等。虽然它们也是膏方中发挥药效的主体之一，但由于珍贵，若用水煎就等于浪费药材，所以放入了调味药一组。

药物剂量没有小事

药物剂量通常是根据药物的质地以及在方子里所起的作用来决定的。

比如矿物类中药牡蛎、龙骨，或者根茎类植物药生地、熟地等，这些药材的质地较重，所以剂量虽大，但实际体积看起来很小。

根据药物在方子里所起作用不同，药量也会有相应的不同，比如一个方子是以温中健脾为主，兼补养肝肾的，那么温中健脾药物的剂量自然比兼治药物的剂量多一些。

另外，药物的味道也能影响该药物的剂量比重，比如，黄连性寒，味苦，在其药性可充分发挥的情况下，可适当减少剂量。

两个技巧使你的制作事半功倍

每道膏方的做法我在文中都有详细说明，需要总体提示的两点是：

1.我们在煮水煎药之前，最好能将水煎药先浸泡 30 到 45 分钟，这样可以让药中的有效成分更容易被煮出来；

2.成膏药的胶剂，即阿胶、鹿角胶、龟板胶、鳖甲胶等，使用前最好都先用黄酒浸泡，这样做不仅因为酒水能溶化胶剂，重要的是还可以去除异味。如果小儿不能接受黄酒的味道，还可以改成米酒或料酒，并且用量应比成人少一些，刺激性也会小一些。

融膏的技巧

用来融化膏药的，一定要是温热的水。

用温水，一是容易化开膏药，二是有助于肠道吸收，使药效充分发挥。治慢性病的药物，本来就不该有冰凉口感，一定要温温的，最好和人体温度差不多，缓缓地进入您的肠胃。

服用膏方，找准时间才有效

膏方的服用时间因季节而定，一般春夏秋冬四季是在第一周和第二周的早、晚饭后一个半小时左右各服 1 次，第三周到第四周，中饭后服用 1 次，之后隔一日的中饭后服用 1 次，连续服用 4 ～ 6 周。而每个长夏只有 18 天，为 2 ～ 3 周，在此期间第一周和第二周早、晚饭后各 1 次，第三周隔一日的中饭后服用 1 次。如果不够的话，您可以根据缺少的量，再制作出半个月的膏方。千万不要时刻被自己的疾病阴影所困扰，只要记得有个像零食一样好吃的膏方，定量、定时吃即可。

其中必须说明的，是长夏的定义及时间段。长夏是每个季节的后 18 天，所以一年里有 4 个长夏，即春三月（5 月）、夏三月（8 月）、秋三月（11 月）、冬三月（2 月）的最后 18 天。

对应各个季节，春季轻补，夏季清补，秋季平补，冬季温补，一年中的四个长夏都该调补。

正因为各个季节有其不同特色，所以我们在服用膏方时，对应不同季节稍微变换一下膏方，就能实现天人合一、天人相应。

膏方的服用剂量

本书基本没有硬性规定小儿与成人，以及青中年与中老年的服用量有所不同。这是因为膏方本身比较温和，不是用来治疗急性病的，加上我主张药食相合，不要给患者的身体造成负担，也不给患者带来治疗疾病的心理压力，所以我对不同年龄阶段的服用量并没有过多的要求。

另外，只要服用的剂量足够，服用的次数可灵活变化。

服用膏方的禁忌

1. 不要吃萝卜、绿豆等，以免影响药效。

2. 不喝浓茶、黑咖啡等会让神经兴奋的饮料，若由于特殊原因需要提神，不妨试试"白咖啡"，其味道好，对人体产生的负担也小。

3. 服药期间少吃辛辣、油腻、煎炸的甜腻食物。

4. 膏方中若含有何首乌，则应忌吃鸭血、猪血、羊血，以免影响药效。

5. 膏方不宜与牛奶同服。

膏方的保存是大学问

膏方在刚制作完成的时候，千万不能沾上水，否则容易发霉坏掉。膏方放凉后，应迅速把它装在洁净、干燥的罐子（搪瓷罐、玻璃瓶、保鲜盒）里，密封，放置冰箱中，以达到保鲜效果。每次从罐子里舀膏方的时候，千万要使用洁净且干燥的汤匙，或者就在膏方里放一个专用的勺子，以防止膏方沾染杂质而变质、发霉。

若是膏方存放的时间太久，表面长出一些霉点，我们可以将发霉的部分挖掉，再把剩下的膏滋倒出来，重新上锅里煎熬，待冷却后，装入一个新的罐子，或将原先的罐子洗净晾干消毒好，再装罐，这样就又可以食用了。但为了避免出现这样的情况，我在文中给出的膏滋最多只有 1 个月的量。

服膏后出现不良反应怎么办

一旦选错了膏方，或者勉强服用，有可能引起不良反应，比如拉肚子、头晕目眩、手脚麻木、发烧等，这时候应立即停止食用，若不良反应在 5 分钟内消除，可以配点绿豆汤、蜂蜜水、姜汁等，解药毒、排毒素。若是病情严重，如出现腹泻、脱水、头晕目眩到昏厥等，都需尽快就医。

总之，请读者朋友们以严谨的态度对待自己的身体，并严谨地对待通过中医中药来养生防病。如有任何的疑问，都应请教专业的中医大夫。

第二章

美丽健康皆相伴

中医巧治上班族头面部问题

　　传统中医认为，面部能够反映出人体的健康状况，中医因此有将五脏分属于颜面部五个区块的理论，即左脸颊属肝、右脸颊属肺、头额属心、下巴属肾、鼻子属脾。

或清热或除湿：只留青春不留痘

现代医学认为，痤疮是由毛囊皮脂腺的炎症所导致的。炎症的出现，从中医角度来说，是因为身体里有"火"，不管是虚火还是实火。但治疗的时候并不一定都是以清热泻火为主要治疗依据，还得看生成"火"的原因到底是肝胆不疏还是脾胃不和，是排毒不利，还是湿热蕴脾而生痰湿，是过于干燥导致油脂分泌旺盛，还是心肾上下不相交通导致上火。

不仅如此，这痘痘长在脸上不同的部位，可传达不同的健康信息。例如长在额头上，表明心胃有火，脾气急躁，压力太大；眉间长痘，同时会伴有心慌胸闷，表明心神失养；鼻头位置有痘，是因为胃火亢盛，消化不良，同时会有便秘、口臭等症状；痘痘长在鼻翼部位，与生殖系统疾患或月经不调有关；右颊长痘与肺功能不好有关，一般表明肺内蕴热或肺中虚火；左颊出现痘痘说明肝气不畅、肝内有火或肝阳上亢；唇周有痘痘出现意味着心火旺，常见便秘、失眠等表现；下巴长痘，常说明肠胃失和，可见泄泻或便秘，以及内分泌失调和妇科疾病等。

本病虽不以泻火为主要治法，却以"通"贯彻治疗的始终，毕竟毛囊堵塞了还得先清一清，通一通，然后再让机体收缩，扩张毛囊，这样才能达到治疗的目的。

蒋女士从高中开始，脸上的痘痘就没断过，多年来青春痘一直困扰着她，试过很多祛痘方法可是都没见效，她也就没有信心再去寻求治疗了。无意中听说同事服膏方可以治痤疮的事，便又重新燃起希望，找到我这儿来，想看看有没有什么好办法。

"您先伸舌头，我看一下舌苔。"我说。我想先观察舌脉以了解蒋女士的情况。她舌红，苔白厚腻，脉象弦滑略浮。我便问她："您的胃肠功能怎么样？大便是干的还是稀的？"蒋女士一边看我记录病历，一边回答："我总是吃多了或者吃不好就立马腹泻、拉稀，偶尔早上起床的时候会有黏痰。"

我总结了蒋女士的情况，辨她是属于脾胃湿热、心气浮动证，于是给她开了清湿热、健脾胃、宁心神的祛痘化湿安夏膏。

蒋女士一开始并没有抱太大的希望，但初诊10天后，她来复诊时，便告诉我情况有所好转。我嘱咐她甜的、腻的食物都要少吃，还要坚持忌口，之后我让她又服了20天的膏滋。1个月后我再见到她时，她告诉我自己仿佛重生般改变了。我一看，痘痘确实消了许多，尽管并未痊愈，但是疗效还是很明显的，我便让她先休息一段，隔段时间再来开膏方调理一下，不仅治痘痘，还改善体质。

有好些患者并不把痤疮当成是一种病，想着反正自己也不是特爱美的人，也就无所谓了。要是痤疮长在前胸或者后背，觉得穿衣服就能遮住，就更懒得去管了。其实不然，身体给我们的任何信号，不管是皮肤上的改变，还是关节错位的咔咔声，或是呼吸声音改变等，都是在提示我们，身体已经出状

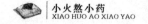

况了，前胸后背长有痤疮，说明体内阳气不通，脏腑、经络之气阻滞不畅。

痤疮患者平日里一定要注意个人卫生，洁面时应使用温和的肥皂或洗面乳进行清洗，常洗手，保持双手洁净，还要注意饮食均衡，切忌过食油腻，最重要的是保持心情舒畅，情绪平稳、心态平和，是治疗一切疾病的关键。另外，对于烟、酒、油腻、辛辣、膻腥味要忌口，这样才能尽快根治痤疮。

祛痘化湿安夏膏

水煎药：白蔻仁 120 克、白芷 120 克、白扁豆 150 克、炒白术 150 克、黄柏 100 克、连翘 100 克、粉草薢 100 克、蒲公英 60 克、芡实 100 克、生槐米 100 克、远志 100 克、生薏米 120 克、菖蒲 120 克、板蓝根 100 克。

成膏药：龟板胶 100 克、鹿角胶 100 克。

调味药：莲子（磨粉）100 克、生姜汁 100 毫升、荆花蜜 30 克。

制作方法：将水煎药煮 2 次，每次煎出 300 毫升药液；将龟板胶和鹿角胶一起加入 200 毫升水中，放入蒸锅蒸熟烊化；然后，将水煎药液同烊化胶、莲子粉以及生姜汁等混合搅匀，上火熬煮 15 分钟，放温后，再加入荆花蜜，和匀，装入洁净干燥的器皿之中，存放于冰箱。此为一个月左右的膏滋量。

用药加减原则：口干口渴者，加芦根、葛根、西瓜翠衣；头部昏沉，老打瞌睡者，加大祛湿之力，并添加生枣仁、羚羊角等提神之品；带下异常者，加车前子、炒栀子；食欲不振者，加焦三仙、厚朴花。

016

服用方法：温水兑服，一次 2 匙（约 10 毫升 / 匙），头两周早、晚饭后各 1 次，第 3 至 4 周内，于中饭后服用 1 次，之后隔一日的中饭后服用 1 次，连续服用 4 至 6 周。

功效：祛湿清胃，通窍安神。

注意事项：本方偏于清热祛湿，不适合气血亏虚的患者。

XIAO HUO AO XIAO YAO
排毒美颜，扫除面斑

在天气炎热的夏天，因为中暑而来医院就诊的患者总是很多，许女士就是因为在夏天经常出现中暑症状而来找我看病的，希望我能给她开个方子来改善她的体质。其实在我刚看到许女士时，还以为她是要我帮忙消除她的面斑的，因为她脸上的黄褐色色素沉着十分明显，人显得特别老气。

于是我问她，身体通常有哪些不适。许女士告诉我，夏天时，只要她一发觉自己脸上和头发出油变多了，同时又有点头昏沉的感觉，那她肯定一整天都会不舒服，经常觉得恶心想吐，但这些中暑的前兆在拉过肚子之后就可以得到解除。要是一整天下来都没有大便，那么接下来的几天，只要是天气略微有些闷热，她就会感到肚子不舒服，头也昏昏沉沉的，下肢沉重乏力，虽说经常感觉渴，却又喝不了多少水。

我观察她的舌脉，舌体胖大，舌淡有齿痕，脉滑细稍数，因此我断定，许女士属于湿性体质，而这类体质者很容易被夏季火热之邪所伤，甚至由于体质本身具有的湿性粘滞特性，而不容易将体内产生的毒素排出体外，从而使身体受到一定的伤害。故治疗的原则必须是清暑化湿，活血排毒，不但能解决中暑问题，更有一定的消斑功效。于是我为许女士开了化湿排毒美颜膏。

5周后许女士复诊时，我就看出她脸上的斑消了多半，她惊喜地告诉我："唐大夫，我吃了您的药之后感觉特别好，再也没有出现过中暑症状了，我也感觉自己好像突然间年轻了许多。"我将治疗的原则跟她讲解了一遍之后，许女士恍然大悟，说她想要把祛斑工作进行到底，于是我在给她开了个煲汤方的同时，还告诉她一个敷脸的方子，希望能对去斑有效，这个方子就是取绿豆、白芨、白僵蚕、白芷和白茯苓适量磨成粉，用醋调和在一起，敷脸10至15分钟，一天一次。

传统中医认为，面部能够反映出人体的健康状况，中医因此有将五脏分属于颜面部五个区块的理论，即左脸颊属肝、右脸颊属肺、头额属心、下巴属肾、鼻子属脾。我们经常会看到很多的黄褐斑多半长在眼眶、鼻周等处，这种情况就与人体肺、肝、脾三个脏腑的健康状况密切相关。

我的一位患者王女士，性格急躁爱生气，面斑多集中在鼻子的周围以及两颊，另外她还伴有两胁肋胀痛及经前乳房胀痛的症状，喜欢叹气，常感觉口苦咽干，痛经且经血伴有血块，还经常便秘。经过分析，我觉得王女士的症状与她肝气不舒、大肠不润、脾胃不调有很大关系，因此我就以疏肝气、健脾胃、养血化斑等为指导原则，给她开了方剂。

王女士吃了一个多月的药，再来复诊时，脸色大为改善，脸上的斑点不是消失了就是淡化了，而且她说大便通畅了许多。我告诉她，大便通畅了，排毒也顺利了，自然祛斑的效果就更好啦。

······· ❧ **化湿排毒美颜膏** ❧ ·······

水煎药： 白芷 100 克、白芍 100 克、茵陈 100 克、泽兰 100
克、车前子 100 克、金银花 100 克、蒲公英 100 克、白鲜皮 100 克、
当归 100 克、川芎 100 克、炒白术 100 克、炒苍术 100 克。

成膏药： 阿胶 150 克、鳖甲胶 100 克。

调味药： 荆花蜜 100 克、黄酒 300 毫升。

制作方法： 先将阿胶加入黄酒中浸泡一夜。第二日，将水煎药
煮 2 次，每次煎出 300 毫升药液；将鳖甲胶加入泡有阿胶的黄酒中，
放入蒸锅蒸熟烊化；然后，将水煎药液同烊化胶混合搅匀，上火熬煮
15 分钟，关火放凉一些，加入荆花蜜，和匀，装入洁净干燥的器皿之中，
存放于冰箱。此为一个月左右的膏滋量。

用药加减原则： 腹胀、食欲不振者，加枳壳、厚朴花、藿香、
佛手；大便稀溏者，加芡实、莲子、生黄芪；腰酸背痛者，加川断、
桑寄生、女贞子。

服用方法： 温水兑服，一次 2 匙（约 10 毫升 / 匙），头两周早、
晚饭后各 1 次，第 3 至 4 周内，于中饭后服用 1 次，之后隔一日
的中饭后服用 1 次，连续服用 4 至 6 周。

功效： 清暑化湿，活血排毒。

注意事项： 本方偏凉，有祛湿活血之效，阳虚或寒证者则不
适用。血虚者需添加补血之品。另外，有胃食管反流、消化道溃
疡病史者，需去掉阿胶。

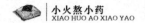

XIAO HUO AO XIAO YAO
治皮肤瘙痒，先"察言观色"

有一次，王女士到我这来求诊，她告诉我，自己的皮肤很容易干燥，瘙痒，起类似湿疹的红点，时起时消，症状类似于皮肤过敏。

王女士还说，她月经量通常都很少，经期烦热躁扰不安，经血颜色较暗有血块，平时容易激动、紧张，吃饭的时候也没有什么食欲、还容易腹胀，经常睡不好觉。

在我看来，王女士的这些症状都是心气不足、肺气不能抵御外侵风邪、血热血燥的表现，根本原因在于肝肾亏虚、脾胃失健。于是我给她开了滋阴益气助胎膏。这个膏方里本来就有养心润肺固卫表的成分，鉴于她经期的种种不适，我又在水煎药里多加了两味调经的中药，即川芎和川断，还加了治疗失眠多梦的炒酸枣仁。

王女士服药一个半月后来复诊时告诉我，皮肤瘙痒起疹子的情况渐渐减少了，小疤点也都不见了，月经血块少了，而且经血色鲜红。我建议王女士，平时可以多做一些放松心情的事，比如在家中听一些轻音乐，或者出外旅游散心，另外，在饮食上也需多加注意，少吃油腻辛辣的食物。

·······〜〜 **滋阴益气助胎膏** 〰······

水煎药：太子参 100 克、茯苓 150 克、生地黄 120 克、生黄芪 180 克、五加皮 120 克、黄精 100 克、砂仁 60 克、地骨皮 120 克、五味子 100 克、菟丝子 100 克、麦冬 120 克、石斛 120 克、北沙参 150 克、覆盆子 100 克。

成膏药：阿胶 100 克、鹿角胶 100 克、鳖甲胶 100 克。

调味药：冬虫夏草（研粉）10 克、鲜百合（蒸熟）120 克、红枣（掰开）100 克、荆花蜜 100 克、黄酒 300 毫升。

制作方法：先将阿胶加入黄酒中浸泡一夜。第二日，将水煎药煮 2 次，每次煎出 300 毫升药液；将鳖甲胶和鹿角胶一起加入泡有阿胶的黄酒中，放入蒸锅蒸熟烊化；然后，将水煎药液同烊化胶混合搅匀，再加入冬虫夏草粉、百合和红枣，上火熬煮 15 分钟，关火放凉一些，最后加入荆花蜜，和匀，装入洁净干燥的器皿之中，存放于冰箱。此为一个月左右的膏滋量。

用药加减原则：腰膝酸软者，加女贞子、旱莲草、桑寄生；气短乏力、怕冷者，将太子参换成党参；咳嗽有痰者，加双花、连翘、款冬花。

服用方法：温水兑服，一次 2 匙（约 10 毫升／匙），头两周早、晚饭后各 1 次，第 3 至 4 周内，于中饭后服用 1 次，之后隔一日的中饭后服用 1 次，连续服用 4 至 6 周。

功效：滋阴凉血，益气安胎。

注意事项：本方养阴之力较强，不适合湿邪偏盛的患者。另外，有胃食管反流、消化道溃疡病史者，需去掉阿胶。

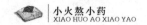

养养血祛祛皱，鹤发依旧童颜

在众多被我诊治过的女性面斑患者中，让我印象最深刻的是位年纪稍微有些大但非常注重外表的歌唱家严女士。她的肤色比较差，由于上了年纪，面部皱纹较多，试过很多保养品都收效甚微，后来朋友建议她吃中药试试，她就来找到了我。

当时正值长夏，正是脾胃主时，不适合开太过于温补或者清热解毒的中药，于是我就用了健脾益气、养血祛风的方法，来给她解决"颜面问题"。考虑其年纪较大，而且想尽快见效，因此我在长夏美白紧肤膏的基础上，加了紫河车和冬虫夏草两味药。

过了大约3周的时间，严女士给我打来电话，很认真地告诉我，她的情况确实有所改善，现在出门人家都还以为她去做了微整形手术呢。时至今日，严女士几乎隔一段时间就吃点膏药，改善体质，也加强美白紧肤效果，至今依旧保持着不错的状态。

另一位林女士也曾因同样的困扰来找我调理。

林女士工作十分繁忙，平时很少花时间去保养自己。一度因为过度劳累而体力透支，于是就想让我给她开最多一个礼拜的汤药，希望能够改善一下身体状态。我一见林女士，就觉得她很疲劳，面色晦暗没有光泽，双目无神。林女士告诉我说："唐大夫，我经常腰酸腿疼，要不是因为工作，我连话都懒得说。"因此我初步判断，她的情况属于气虚血瘀证。

林女士还告诉我，只要一到秋冬季节，她的嘴唇就干燥、起皮，洗完澡后身上各处只要没有立刻涂抹乳液，就容易干燥瘙痒。这就更加验证了我的判断，很明显，她有肺气亏虚、阴血不足的气虚血瘀情况。我便以清胃润肺、凉血散血的原则，给她开了汤药，以养脏调腑、护肤润泽。

由于我让林女士吃的是一次性做好的膏药，所以她也能接受大于 10 天的疗程。大概吃了 10 天的膏药，林女士的脸色好多了，人显得有活力了，工作也有干劲了，而且月经也比以前顺畅多了。我又嘱咐她再吃二十多天的膏药以巩固疗效，后来她再复诊时状态已大为改善。

养血祛风美颜膏

水煎药：白附子 100 克、生薏仁 120 克、红参须 100 克、白茯苓 150 克、桃仁 100 克、当归身 100 克、荆芥穗 100 克、蔓荆子 100 克、何首乌 100 克、鸡冠花 100 克、白僵蚕 100 克、炒白术 150 克。

成膏药：阿胶 200 克、龟板胶 100 克。

调味药：紫河车粉 20 克、冬虫夏草粉 10 克、黄酒 300 毫升、荆花蜜 100 克。

制作方法：先将阿胶加入黄酒中浸泡一夜。第二日，将水煎药煮 2 次，每次煎出 200 毫升药液；将龟板胶加入泡有阿胶的黄酒中，放入蒸锅蒸熟烊化；然后，将水煎药液同烊化胶混合搅匀，上火熬煮 15 分钟，关火放凉一些，加入紫河车粉、冬虫夏草粉和荆花蜜，和匀，装入洁净干燥的器皿之中，存放于冰箱。此为三周左右的膏滋量。

用药加减原则：食欲不振，舌苔厚腻者，加藿香、佩兰、苍术；疲倦乏力、视物不清、注意力不集中者，加熟地、白芍、当归；发白者，加炒黑芝麻、旱莲草。

服用方法：本品适用于长夏期间食用。温水兑服，一次两匙(约10毫升/匙)，因为是在长夏之时服用，故服用时间为2至3周即可。头两周早、晚饭后各1次，第3周隔一日的中饭后服用1次。

功效：健脾益气，养血祛风。

注意事项：有胃食管反流、消化道溃疡病史者，需去掉阿胶。

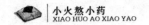

快速找回黑发的营养方

白发早生这种情况经常发生在学者、教师以及各种脑力劳动工作者身上，孙女士就是一个例子。孙女士是一位家教老师，因为教学水平高，很受学生家长欢迎，每天的课程都排得很满，可是她这一忙也就很难保证三餐营养了。她来找我时，就是为了突然长了些白头发的事情，希望能吃几服让头发恢复黑亮的汤药。

我看她面色泛青黄，四肢瘦瘦小小的，显然是营养不良，可她还说自己最近火气挺旺，经常发脾气，怎么可能会虚弱呢？我这么解释给她听："你呀，虽然平日里可能感觉不到虚弱无力，可是营养就是没有照顾到，你现在这叫血虚中有火气，调调血、清清火、疏疏肝之后，我想你也就差不多可以回到健康者的行列了。"孙女士听了很高兴，欣然接受了我的治疗。

肝气瘀滞，气滞血瘀；气血亏虚，血不足无力养发；素体血热，阴虚内火；先天禀赋不足，肝肾失养；后天脾胃失调，气血生化乏源，精血不能上达于须、发等原因皆可造成须发早白。中医对此的治疗以滋阴凉血、调补肝肾为主，兼以行气活血，健脾养胃为辅。

我告诉孙女士，治她这样的病得慢慢来，这不是三五服汤药就能了事的问题。因此我给她开了二至养发膏，让她第一个月坚持服用，之后最好还能每1至2个月间断调理个1至2周，并嘱咐她注意饮食，不出3个月，保准她能有精神、心情舒畅，最重要的是还能再长出乌黑秀发，不让人家笑她未老先衰。

2个月后，孙女士回来复诊告诉我，头发变黑了，发质好像比以前还好呢。我嘱咐她一定要保持心情愉悦，注意三餐饮食搭配，确保营养充足，只有这样，白头发才不会轻易长出来呢。

正常情况下，人过了40岁后就会长白发，这是因为随着年龄的增长，肾的精气逐渐衰减，不能荣养头发，就会出现白发。这本属自然现象，也不需治疗。但如果一段时间内头发突然变白，多是由于体内的气机紊乱造成的，这时针对病因采取治疗，往往能使白发重新变黑。

马女士是我一个学生的母亲，由于女儿刚参加工作，马女士和先生为了孩子能专心将工作做到最好，于是特地来京与女儿生活一阵子，以期好好照顾女儿，让女儿有充足的精力去从事工作。可是来北京不到一个月，由于水土不服，马女士不但饭吃不下，体重也下降了，就连白头发也长出来了。按道理说马女士刚进入更年期，应该不会有如此快速衰老的反应才对，一家三口因此很是困扰。

马女士的女儿带着她来到我的诊室，看看能不能吃点药调理一下。当时正值夏末秋初，人体的脏器也需要一段对长夏的适应过程，就好似我们从北方到南方生活刚开始会有水土不服的表现一样，马女士所出现的症状都是肠胃适应能力较弱的表现。因此，我们要从提高肠胃的适应能力着手，下功夫去治才行。

提高肠胃的适应能力，最主要的是要让人食欲好，吃得下，能够吸收营养，因此我给马女士开了可以调理脾胃功能的方剂。

不到一个星期，我的学生打电话来说母亲的胃口已经好多了。于是，我让她接着再吃三五周同一个方子熬制的膏方，不仅调脾胃，还能令白发变黑，新生的头发也会更黑更浓密。之后我对其随访了三个月，马女士的症状已经都消失了，而且我的学生的工作和生活也基本趋于正常。

二至养发膏

水煎药：旱莲草 150 克、女贞子 100 克、生地黄 150 克、山萸肉 150 克、何首乌 150 克、北柴胡 90 克、党参 150 克、当归 120 克、白芍 100 克、丹皮 100 克、巨胜子 120 克。

成膏药：阿胶 100 克、鳖甲胶 100 克、鹿角胶 100 克。

调味药：桑葚肉 100 克、荆花蜜 100 克、黄酒 300 毫升。

制作方法：先将阿胶加入黄酒中浸泡一夜。第二日，将水煎药煮 2 次，每次煎出 300 毫升药液；将鳖甲胶和鹿角胶一起加入泡有阿胶的黄酒中，放入蒸锅蒸熟烊化；然后，将水煎药液同烊化胶混合搅匀，上火熬煮 15 分钟，放温后，再加入桑葚肉和荆花蜜，和匀，放入洁净干燥的器皿之中，存放于冰箱。此为一个月左右的膏滋量。

用药加减原则：心慌胸闷者，加桂枝、瓜蒌、薤白；情绪低落者，加玫瑰花、月季花；口舌干燥者，加生地黄、芦根、赤芍。

服用方法：温水兑服，一次 2 匙（约 10 毫升 / 匙），头两周早、晚饭后各 1 次，第 3 至 4 周内，于中饭后服用 1 次，之后隔一日的中饭后服用 1 次，连续服用 4 至 6 周。

功效：健脾疏肝，养血生发。

注意事项：本方以疏肝养血为主，不适合阳热亢盛的患者。另外，有胃食管反流、消化道溃疡病史者，需去掉阿胶。

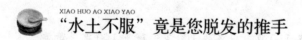

XIAO HUO AO XIAO YAO

"水土不服"竟是您脱发的推手

梁先生刚从国外来到中国工作，他在国外工作时，那里的气候就是典型的海洋性气候，一年几乎就只有夏季，冬季不过才一两个月，所以当地既潮湿又闷热。梁先生来到北京之后，非常喜欢北京干燥的气候特点，非常适应北京夏天干爽的气候条件。可是最近他发现自己掉发比以前频繁了，掉发的量也比以前多得多，白头发也突然间冒了出来，而且头发也变得油腻了，有时候头还感觉到昏昏沉沉，腿脚也变得沉重了，整个人变得懒洋洋的。

　　我便解释给他听，这是他的湿热体质在作怪、捣蛋，原本应该处在湿热环境的梁先生，一下子到了干爽的环境里生活，这干爽对梁先生的湿热体质而言简直就是干燥至极啊！于是梁先生的身体便自主加强了内部的湿与热，表现在头部便是昏沉，发质更加偏于油性，严重堵塞了毛囊，头发无法待在毛囊中，只好脱落，这就是他脱发的原因。由于脉络堵塞，气血精微无法传到脑袋、头发，于是就有了白发。

　　我告诉梁先生，他这样的情况是需要长期的调理的，便给他开了通心乌藤膏。

　　一个半月后，梁先生来复诊，告诉我他现在已经基本适应北京的夏季气候，掉发、头昏沉的情况也已消失。他还蛮喜欢自己稍有白发的样子，他觉得这样能让人看起来更有成熟、稳重的感觉，因此还让我不需要过多地费心思去治疗、改正白发问题呢。

通心乌藤膏

　　水煎药：何首乌 150 克、忍冬藤 100 克、藕节 100 克、藿香 100 克、夜交藤 100 克、旱莲草 100 克、桂枝 100 克、川芎 100 克、莲心 60 克、龙眼肉 120 克、菖蒲 100 克、郁金 100 克、西洋参 60 克、五味子 60 克。

　　成膏药：阿胶 100 克、鳖甲胶 100 克、鹿角胶 100 克。

　　调味药：莲子（蒸熟，捣碎）100 克、银耳（蒸熟）100 克、冰糖 100 克、黄酒 300 毫升。

　　制作方法：先将阿胶加入黄酒中浸泡一夜。第二日，将水煎药煮2次，每次煎出300毫升药液；将鳖甲胶和鹿角胶一起加入泡有阿胶的黄酒中，放入蒸锅蒸熟烊化；然后，将水煎药液同烊化胶混合搅匀，上火熬煮15分钟，同时加入莲子、银耳和冰糖，放温后，和匀，装入洁净干燥的器皿之中，存放于冰箱。此为一个月左右的膏滋量。

用药加减原则：容易紧张、发脾气者，加柴胡、白芍、栀子；气短、乏力者，加生黄芪、生杜仲、当归；小便黄赤者，加车前子、通草。

服用方法：温水兑服，一次2匙（约10毫升/匙），头两周早、晚饭后各1次，第3至4周内，于中饭后服用1次，之后隔一日的中饭后服用1次，连续服用4至6周。

功效：健脾疏肝，养血生发。

注意事项：本方不适合阴虚患者。容易上火者，可去掉龙眼肉。另外，有胃食管反流、消化道溃疡病史者，需去掉阿胶。

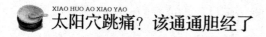

太阳穴跳痛？该通通胆经了

在一次聚会上，我认识了一位从事广告设计的范先生。印象中，从事广告设计的人可都是奇才，层出不穷的创意，心思细腻的感触，总有源源不断的灵感。而范先生恰恰因为没有灵感而苦恼了好几天，他当时刚接了一个大项目，想了一个多月始终都找不到灵感，下不了笔，一直没能做出个初稿。

范先生见我从事的是与他完全不同的行业，高兴地与我谈起我的专业，希望能以此来激发灵感，我也乐意和他聊聊与健康有关的问题，两人聊得十分尽兴。最后，他问了我一个问题："不知道为什么，最近我这太阳穴老是跳着疼，难道是病了？"

太阳穴属于奇穴，又位于肝胆经循行的位置，太阳穴位置跳痛大抵都和肝胆不舒有关。于是我便问他："您除了太阳穴跳痛之外，还有没有什么别的地方不舒服？"他似乎一时不知道怎么回答，于是我提示他："比如说有没有烦躁、容易发脾气、晚上睡不着、口干口苦之类的情况啊？"

范先生"啊"的一声，像是想到什么似的说："是啊，我最近的确是比较烦躁了一点儿，而且我每天早起后都觉得口中发苦，但我一直没把这跟头疼联系起来，它们之间有关系吗？"

听到这儿，我心里有数儿了。我向范先生解释，其实中医看病首先想到的是"证"，而要找出一个人现阶段所对应的"证"，就必须从"症状"下手，综合分析症状，判断出"症候"，然后据证立法，依法选方，以方遣药。一般来说，像范先生这种头痛，多属肝郁气滞，临床上常常会同时伴有两胁胀痛、口苦甚至头晕目眩等表现，所以我才问了这样的问题。现在看来，范先生的所有症状都符合我的猜测，我想范先生的病因在于肝胆气机阻滞，阳气不能正常向上宣达，也就是我们总说的，通则不痛，痛则不通，而太阳穴附近正是胆经通过之处，所以表现在头部就出现了头痛，或者说太阳穴疼痛。范先生一听恍然大悟。

治疗除了对症之外，更重要的是针对症候及所属经脉来制定治疗原则，从而开出处方，不过具体问题还是要具体分析。

由于范先生找我看病的时候正值春季，而春季正是人体肝阳生发最旺盛的时候，针对范先生症状，我就为他开了疏肝利胆滋阴膏，同时考虑到范先生的虚象并不明显，但有明显的风象，所以我在给他开的疏肝利胆滋阴膏中去掉了金钱草、生杜仲、枸杞子、蔓荆子，添加了防风、羌活、葛根、羚羊角粉。

除服用膏方外，我还嘱咐他要坚持饭后散步、听听轻音乐、打打养生拳等，这些疏肝利胆的小动作，对太阳穴跳痛的缓解也是很有帮助的。

范先生服膏一个多月后，给我来了个电话，告诉我太阳穴跳痛的症状基本没了，现在灵感源源不绝涌现，都不知道该舍弃哪个了。

疏肝利胆滋阴膏

水煎药：天麻 100 克、钩藤 100 克、菊花 100 克、白芍 100 克、黄芩 100 克、柴胡 100 克、丹皮 100 克、炒栀子 100 克、金钱草 100 克、生杜仲 100 克、枸杞子 100 克、蔓荆子 100 克。

成膏药：鹿角胶 100 克、鳖甲胶 100 克。

调味药：荆花蜜 100 克。

制作方法：将水煎药煎煮 2 次，每次煎出 300 毫升药液；将鳖甲胶和鹿角胶一起加入 200 毫升水中，放入蒸锅蒸熟烊化；然后，将水煎药液同烊化胶混合搅匀，上火熬煮 15 分钟，放温后，加入荆花蜜和匀，装入洁净干燥的器皿之中，存放于冰箱。此为一个月左右的膏滋量。

用药加减原则：食欲不振、大便溏泄者，加苍术、焦山楂运脾止泻；腹部胀满，加枳壳、厚朴；心情郁闷，加合欢花、郁金；鼻塞流涕，加辛夷、苍耳子；大便秘结，加当归、砂仁。

服用方法：温水兑服，每次2匙（约10毫升/匙），另外添加羚羊角粉1克，以助药力。头两周早、晚饭后各1次，第3至4周内，于中饭后服用1次，之后隔一日的中饭后服用1次，连续服用4至6周。

功效：疏利肝胆，通阳止痛，适合肝胆气机郁滞类偏头痛患者。

注意事项：使用本节所有膏方的患者，都需排除脑部实质性病变的可能，以免延误病情。

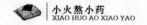

神经衰弱的四味克星：枣、参、栀、豉

蔡先生近半年来经常精神不济，记性也开始变得不好了，平时也懒得说话，休息时这些症状更加明显。家里人总是劝其上医院开点汤药调理一下，可是蔡先生有一个观念，那就是"是药三分毒"，所以坚持只要那些症状没有影响自己的生活、工作，即工作、生活上没有大的障碍，就绝不上医院、不吃药。

其实，蔡先生所表现出来的症状都是神经衰弱的典型症状，中医里所讲的神经衰弱，就是指精神容易兴奋却也容易疲劳的一种神经疾患，脑力不充足，常伴有情绪问题、神经性头痛和一些心理症状，如自卑、怯弱、疑心重、较依赖、任性、思想偏激、遇事焦躁等。常见于脑力劳动者，或见于家事过多、压力过大的家庭妇女，或见于受到一时的生活事件打击如亲人死亡等影响的患者。这些表象在日常生活中常常被人们所忽略，但是，时间一长，人体的内分泌发生紊乱，免疫力也会下降。

神经衰弱的表现还可以出现在饮食、睡眠质量、身体素质等方面。这些都是大脑兴奋与抑制的功能失调所导致的不适现象。

身体不适感的反复出现，则有可能进一步加深大脑对于事物的敏感与紧张程度，从而加剧神经功能的紊乱，造成对人对事的偏见，久而久之形成一种恶性循环。

很多人往往以为自己得了不治之症，不敢就医，又担惊受怕，使自己五脏不协调、紊乱，不利于疾病的痊愈。

中医治疗神经衰弱，主要从养心平肝运脾、益肾填精补脑入手，从而延缓心脑的衰老、防治神经衰弱。

虽然蔡先生坚持说自己在工作的时候很有精神，只是在下班回家的时候有点累，所以给家里人造成了误会，以为自己变得孤僻，不爱说话等，但是蔡先生这样的情况已经持续三个多月了，可以诊断为神经衰弱了。

蔡先生这次是因为真的拗不过家人，才上医院来瞧一下病，并不断拜托我一定少开一点药，最好是吃三五天就能好的，多余的药一律不需要。我告诉他，虽然他不喜欢吃药，但是如果不坚持服药的话肯定收不到预期的治疗效果，倒不如做点膏方药，膏方药兑水，像喝麦芽糖浆一样，有食

关元

内关

神门

命门

足三里

三阴交

物有药物，相辅相成，既治病，又不会给身体造成负担，不过吃三五天就好是不可能的，因为他这算是慢性病了，他必须理解，至少得坚持服用一个月，再看看效果如何。

其实"是药三分毒"这句话说得一点也没有错，但不能以偏概全，并不是所有药物都会对人体造成损害，只有在服药不当、服药过量等情况下，才可能对身体造成毒害。

吃了枣参栀豉膏一周后，蔡先生准时来我这儿复诊，他告诉我这是他第一次如此心甘情愿上医院找大夫，因为在我的建议下服用膏方之后，他不仅在工作上觉得自己干劲十足，现在就连休息的时候也能跟家人出去郊游、运动等，完全不会觉得特别疲劳，不想说话，而且注意力也集中了，记忆力也提高了不少，用他的话说，"真神了！"

除服用膏方进行调理之外，我还建议神经衰弱患者平日可以多泡泡温泉、艾灸穴位（如**神门、命门、内关、关元、足三里、三阴交**等穴），练练气功十八式，年轻人可以学学瑜伽，以促进心气、肾气的恢复。

枣参栀豉膏

水煎药：枣根皮（山萸肉）150克、五味子100克、丹参100克、桔梗100克、炒栀子100克、淡豆豉100克、八月札100克、九香虫50克、杭菊花100克、刺蒺藜100克、决明子100克、黄精100克。

成膏药：龟板胶100克、鹿角胶100克、阿胶60克。

调味药：荆花蜜100克、玫瑰露30克、糖渍桂花50克、黄

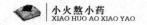
酒 250 毫升。

制作方法：先将阿胶加入 250 毫升黄酒中浸泡一夜。第二日，将水煎药煮 2 次，每次煎出 300 毫升药液；同时，将龟板胶和鹿角胶一起加入泡有阿胶的黄酒中，放入蒸锅蒸熟烊化；然后，将水煎药液同烊化胶混合搅匀，上火熬煮 15 分钟，放温后，加入荆花蜜、玫瑰露和糖渍桂花，和匀，装入洁净干燥的器皿之中，存放于冰箱。此为一个月左右的膏滋量。

用药加减原则：眩晕、偏头痛者，加石决明、钩藤、柴胡；女性月经不调者，加香附、益母草；急躁易怒、情绪不宁者，加当归、丹皮、熟地、泽泻。

服用方法：温水兑服，一次 2 匙（约 10 毫升 / 匙），头两周早、晚饭后各 1 次，第 3 至 4 周内，于中饭后服用 1 次，之后隔一日的中饭后服用 1 次，连续服用 4 至 6 周。

功效：滋阴固精，调肝疏郁，适合肝郁阴精亏虚之神经衰弱患者。

注意事项：本膏方需在确诊为非器质性病变的前提之下使用，或作为器质性病变的辅助治疗方法。另外，有胃食管反流、消化道溃疡病史者，需去掉阿胶。

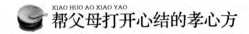

XIAO HUO AO XIAO YAO
帮父母打开心结的孝心方

兰老太太自从十年前老伴去世之后，就变得郁郁寡欢，不愿与人交流，只有在见到孙子的时候，才愿意说上两句话。儿女们想把她接到城里去住，照顾起来也比较方便，但她的脾气太拗了，每次谈到这件事时，都会搞得大家不欢而散。儿女甚是心疼她，见她这次患了急性肠胃炎，就劝她来城里住几天，能看看中医。儿女们也想让大夫看看能不能给兰老太太开点治疗情绪抑郁的药。

我知道老人家不愿意让人提起她心理上有问题，包括情绪抑郁等等，于是我除了问她有哪些肠胃不适之外，还问了老人家一些外在的症状以推断老人家情志方面是哪里出问题了，好诊断治疗。

于是我便从头开始问："老太太，我得综合判断才好给您开方，您平时有没有头痛头昏的感觉啊？"老人家回答："就是脾气急的时候头痛得厉害点，平常都没事的。"其实，这正是平时兰老太太过于抑郁了，阳气被强压在身体内，一动怒，阳气忽然一下子被调下来，才会搞得头晕头昏。所以老人家的病根还是在于忧郁，即中医所说的"脏躁"，听她的孩子说，经常发现老人家半夜睡不着，起来抱着老伴的相片说话，有时候说着说着就泪流满面了。

于是我为兰老太太开了清心化燥膏，以清心除烦解郁，润燥化痰定神志。

后来老太太见自己肠胃不舒服的症状已经消失了，就执意要回乡下，儿女怎么也劝不住她，只好送她回去。两个月后的一天，我再见到老太太的女儿时，她非常激动地告诉我，说是老太太什么都好了，而且心情也好了很多，最近还主动提出要分期去各个孩子的家里住几天，享享儿孙福呢。
听了这个消息，我的心里也觉得暖烘烘的！

像兰老太太这样的神经性头痛患者，除了要消除精神上的焦虑、紧张，
还要保证充足的睡眠。只要放松精神，头痛自然就会减轻。

清心化燥膏

水煎药：麦冬100克、西洋参50克、煅牡蛎200克、黄连30克、
肉桂30克、牡丹皮100克、清半夏100克、胆南星60克、茯苓
100克、陈皮100克、百合100克、生地黄200克。

成膏药：鹿角胶100克、鳖甲胶100克。

调味药：荆花蜜100克、羚羊角粉30克、银耳（蒸熟）100克。

制作方法：将水煎药煮2次，每次煎出300毫升药液；同
时，将鳖甲胶、鹿角胶和羚羊角粉一起加入200毫升水中，放
入蒸锅蒸熟烊化；然后，将水煎药液同烊化胶混合搅匀，上火熬
煮15分钟，放温后，再加银耳和荆花蜜，和匀，装入洁净干燥
的器皿之中，存放于冰箱。此为一个月左右的膏滋量。

用药加减原则：腹胀、两胁胀满者，加木香、郁金、枳壳理
气宽胸；胸闷气短者，加丹参、红花活血化瘀；睡眠不安稳者，
加五味子、柏子仁养心安神；心跳快、心慌、紧张者，加鸡血藤、
丝瓜络活血通脉。

服用方法：温水兑服，一次2匙（约10毫升/匙），头两周早、
晚饭后各1次，第3至4周内，于中饭后服用1次，之后隔一日

的中饭后服用1次，连续服用4至6周。

功效：清心除烦，润燥化痰。

注意事项：本方不适合阳虚见浮肿、乏力，或阳热亢盛见烦躁、易怒等症状的患者。

亲切的关怀是治疗神经官能症的最佳良药

XIAO HUO AO XIAO YAO

神经官能症通常由脏躁所引起，患者有精神忧郁、或悲或喜、或忧或哭、烦躁、易怒等表现，情绪经常失控。另外，患者还总担心这个害怕那个，总觉得自己是不是得了什么疾病，偶尔还会有思维迟缓、全身不适、心慌胸闷、腹部不适、汗出短气、消瘦乏力、性功能下降、体重下降，以及食欲不振、睡眠质量下降等表现，甚至出现幻觉、幻听、幻想。因此，一旦出现本病的苗头，患者应高度重视，千万不要延误病情，造成脏器的损伤。

家人朋友的关怀是治疗本病最佳的良药。现在，患有神经官能症的人实在太多了，病情严重者会有自杀的倾向，因而，解开脏躁、忧郁等病人的心结，是防止自杀、降低自杀率的最佳途径。本病患者女性高于男性，但近年来，男性患病的比例在不断增长，这可能与男性承受的社会压力越来越大有关，所以无论男女都应加强对本病的重视程度。从药物治疗来说，应从解郁除忧、安神定志、调理五脏入手，配合以家人为主、心理辅导师为辅的全面治疗。本病并不难治，有信心就会痊愈，但信心主要来源于周围人的关怀与安慰。

十几年前的一个夏至日，我刚好到马来西亚讲学，主要介绍食疗养生。会后有几位学员对食疗养生的话题特别感兴趣，我们便又从各方面交流了一下食疗的内容。其中有一位周老师，本身是从事美容行业的，对保健也十分感兴趣，她和我说，近两个月来她总是觉得全身不舒服，老是想发脾气，处理事情时也特别容易急躁发怒，问我有没有比较好的食疗方法可以帮她解决困扰。

由于马来西亚处于热带季风气候区，可以说是四季皆春夏，潮湿闷热是必然的，我便嘱咐她，藿香正气液不能离身，一有不舒服的感觉时就喝上一瓶，也可适当用避瘟散放在鼻孔下闻一下，以防湿热之邪伤及正气。接着我建议她在进行食疗的同时，最好也服用一些简单的膏方以祛除疲劳、解除忧郁。食疗主要是喝一些当地特有的水果与谷物相搭配调和而成的养生果汁，如当地一年四季盛产的火龙果、榴莲、芒果等。

我给她开了调神交泰膏，以滋心阴、降火气、清肝热、宁心神。

心阴亏虚、虚火及肝火内扰心神，症见心慌、烦躁、容易发脾气，甚至伴有偏头痛、两胁胀满、舌红尿赤的患者可参考这个膏方调理。

讲学结束后我就回京了，之后我与周女士只有通过电子邮件继续了解她的恢复情况，大约在一个半月后，周女士给我回了封邮件，说她一切皆好，身体轻松自在，脾气也好多了，最值得高兴的是，连长期以来的失眠、经期提前等毛病也都没有再出现了。

我的一位患者苏女士，也曾因为连续一整个星期失眠烦躁而来我这儿看病。在我询问病史的过程中，苏女士解释道，其实她的失眠症早在十几年前就有了，当时她还在上大学。

有一天晚上，因为给学生上家教课所以回宿舍有些晚，进了宿舍楼以后，她本来想赶快回到宿舍里躺下睡觉的，走着走着，她突然间看到了一个黑影，这可把她给吓了一跳，她也不敢和别人说，只好把这件事隐藏在心里，渐渐地就变得开心不起来了，时常想到可怕的黑影是否会再出现。用她的话来说是"把魂都吓飞了"，她吓得经常睡不着觉，有的时候很想和好友讲讲，希望有人能帮她分担一下，可朋友们都说是她眼花看错了，让她别再去想这件事。

十几年过去了，苏女士胆子依然很小，不敢自己一个人在晚上活动，睡觉也总是开着灯。这一周来，她突然觉得莫名烦躁，整个晚上都很清醒，躺在床上莫名地害怕担忧，稍微一睡着，醒来时发现全身出大汗，心慌得厉害，于是来找我看看。

听完了她的描述，我也不便去评价某黑影的实质，但是我告诉她："你既然没做亏心事，又何必怕呢？况且，十几年来，你有因为再遇上黑影什么的而工作不顺利、交友不顺心吗？"苏女士想了想，也对，这十几年来自己的路途确实都走得很顺，几乎没有不如意的事情发生。这样想想之后，苏女士豁然开朗。

苏女士的心结解开了，还需要吃点膏药调理一下。我给她开了补肾舒肝，壮胆宁神的中药。

2周后，苏女士来复诊时，我看到她的黑眼圈已经消失了，她也告诉我，听了我的话后，她回去着实睡了个好觉，没做梦，入睡也很快，这是十几年来最舒坦的2周了。

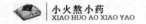
其实，身体上出现的所有症状，都是有因可查的，只要我们抓住了根本的症候，对症下药，就能收到疗效。

------ 调神交泰膏 ------

水煎药：生地黄 200 克、元参 150 克、肉桂 30 克、生龙骨 200 克、生牡蛎 200 克、车前子 90 克、茯神 150 克、远志 100 克、龙眼肉 150 克、黄精 120 克、石菖蒲 100 克、当归 150 克、黄连 30 克。

成膏药：阿胶 100 克、鹿角胶 60 克、鳖甲胶 60 克。

调味药：羚羊角粉 30 克、琥珀粉 10 克、荆花蜜 100 克、生姜汁 100 毫升、黄酒 300 毫升。

制作方法：先将阿胶加入 300 毫升黄酒中浸泡一夜，第二日，将水煎药煮 2 次，每次煎出 300 毫升药液；同时，将鳖甲胶和鹿角胶一起加入泡有阿胶的黄酒中，放入蒸锅蒸熟烊化；然后，将水煎药液同烊化胶混合搅匀，加入羚羊角粉、琥珀粉和生姜汁，上火熬煮 15 分钟，放温后，加入荆花蜜和匀，装入洁净干燥的器皿之中，存放于冰箱。此为一个月左右的膏滋量。

用药加减原则：痰多、苔黄腻者，加金礞石、黄柏；食欲不振，口渴不喜饮者，加佩兰、砂仁、薏苡仁；大便黏腻、口苦恶心者，加藿香、法半夏、陈皮、茯苓；咽喉肿痛（除去喉头水肿者）加山豆根、玄参、板蓝根以解毒利咽。

服用方法：温水兑服，一次 2 匙（约 10 毫升 / 匙），头两周早、晚饭后各 1 次，第 3 至 4 周内，于中饭后服用 1 次，之后隔一日的中饭后服用 1 次，连续服用 4 至 6 周。

功效：滋阴降火，交通心肾。

注意事项：本方无解暑清湿热的功效，故湿热体质患者用药需参照加减原则。

XIAO HUO AO XIAO YAO
黄连肉桂养心神，安眠好觉到天明

所谓的失眠，不只是睡不着觉，也包括睡眠质量的下降，诸如入睡困难、早醒、睡眠浅、做梦多等情况。

中医认为，造成失眠最主要的因素是心理情志问题，当然还可因环境、外感、内伤久病等出现失眠。由于睡眠发生在阴阳交互转换的一个时间段，若是阴阳转换不畅，阴阳失调，那么除了失眠之外，还可以造成阴盛阳虚，形成虚热内生的表象，白天见神疲乏力，入夜后可见虚热、盗汗、睡眠浅、爱做梦、遗精、小儿遗尿等；或造成阳亢阴衰，夜里精神特别好，睡不着觉，老爱想事、口干、脾气急躁等。

由于病因（七情包括喜、怒、忧、思、悲、恐、惊）的多样化，阴阳不协调的多寡等因素，每个人症候特点都稍有不同。因此，针对每种类型失眠的特点，所采用的调理方式也是不同的。

很多人认为自己是可以承受慢性失眠的，睡眠浅一点、睡觉做梦都是正常的事，认为没有治疗的必要，就好似这些都只是一个特定的生活习惯模式。只有发展到失眠严重了、老爱胡思乱想，或出现心血管、消化系统方面的疾病了，才会想到就医吃药。反观这一切，若是从刚开始出现失眠症状的时候就将其及时治好，是否可以避免日后的严重症状或疾病的发生？

王女士就是一位患有慢性失眠已有十余年的患者，但她过去总认为没什么，觉得只要休息时间够了，三餐都按时吃，工作也正常进行，慢性失眠就不该被当成是病患。最近由于操心孩子上初中的事，身心俱疲，就怕自己的孩子比别的孩子差。她一闭眼就开始回想白天发生过的事，这个做得对了，那个做得不好之类的，然后，一睡着就开始做梦，甚至偶尔还做噩梦，结果早晨起床时头疼、头晕、乏力，还咳嗽流涕，仿佛过敏一样，连日来变得健忘、不愿应答，只关心孩子的学习问题。

其实，王女士的孩子学习很勤奋、成绩也很优异，因为我和王女士的丈夫算是同学，以前经常一起踢球，每当说起自己孩子的时候他都非常骄傲。王女士总担心孩子成绩下滑，这么一来，压力自然大了，压力一大就影响睡眠。不过，王女士的失眠，应算是心肾阳虚、心肾不交导致的神志不宁，加上肝郁气滞使得原有症候产生的症状更加突出。故我以交通心肾、补脑安神为原则，兼以舒肝减压，给她开了桂连养心膏。

由于王女士虚象较不明显，但有肝郁症状，所以我去掉了水煎药里补虚的党参，以防过于温补，影响疏肝效果。

过春节的时候，老同学一家约我们家一起出游，见面时，王女士告诉我，膏方药真的是很管用，服药之后能一觉睡到天亮了，做梦也少了，至少不做噩梦了。我顺势建议他们一家多到户外走走，大自然可是天然氧吧，我给它起了一个名字叫"天然维生素"，多亲近大自然，是最好的减压方式，对于孩子的智力、体力、精力、视力也都能起到很好的舒缓及补充作用。

日夜颠倒、阴阳失调，是忙碌的白领常见的情况之一。从事活动主办方负责工作的金先生就常常熬夜，一天的睡眠时间不到 5 小时。即便在工作不忙的情况下，金先生依旧保持着白天老是打瞌睡、晚上精神的作息习惯，时间长了，也就睡不着了。

像金先生这样的情况治疗时要从两方面着手，第一，要劳逸结合，即使工作再忙，也要睡两个小时的子午觉，这样身体亏空才不至于那么大。第二，需要调和阴阳、运脾开胃，若是严重了，人还有可能虚脱、神衰呢。就像中医里所说的"胃不和则卧不安"了，其实脾胃的功能好与不好和睡眠质量高不高是相辅相成的关系，卧不安怎能胃气和？

桂连养心膏

水煎药：黄连 45 克、柏子仁 100 克、夜交藤 100 克、炒枣仁 200 克、茯神 150 克、生龙齿 200 克、远志肉 100 克、熟地 120 克、天门冬 100 克、党参 120 克、钩藤 100 克、枸杞子 100 克、女贞子 100 克。

成膏药：鹿角胶 100 克、龟板胶 100 克、阿胶 100 克。

调味药：肉桂（研粉）30 克、荆花蜜 100 克、羚羊角粉 15 克、黄酒 300 毫升。

制作方法：先将阿胶加入 300 毫升黄酒中浸泡一夜，第二日，将水煎药煮 2 次，每次煎出 300 毫升药液；同时，将龟板胶和鹿角胶一起加入泡有阿胶的黄酒中，放入蒸锅蒸熟烊化；然后，将水煎药液同烊化胶混合搅匀，上火熬煮 15 分钟，放温后，再加入肉桂粉、荆花蜜和羚羊角粉和匀，装入洁净干燥的器皿之中，存放于冰箱。此为一个月左右的膏滋量。

用药加减原则：胸脘堵闷、咳嗽痰多者，加瓜蒌、薤白；怕冷、四肢不温者，加黑附片、土白芍、桂枝、芥穗；乏力、下肢沉重者，加续断、桑寄生、菟丝子、鸡血藤。

服用方法：温水兑服，一次 2 匙（约 10 毫升 / 匙），头两周早、晚饭后各 1 次，第 3 至 4 周内，于中饭后服用 1 次，之后隔一日的中饭后服用 1 次，连续服用 4 至 6 周。

功效：交通心肾，补脑安神，适合心肾阳虚不交，心神、脑窍失养的失眠、梦多、乏力、健忘患者。

注意事项：本方偏温，不适合阴虚有热及阳热亢盛的患者。另外，有胃食管反流、消化道溃疡病史者，需去掉阿胶。

XIAO HUO AO XIAO YAO
强迫症最适合夏病冬治

强迫症是以强迫观念和强迫动作为主要表现的一种神经官能症，患者明知强迫症状的持续发生不合理、无意义，却不能克制，导致动作或观念反复出现，而且越是想要努力抵制，反而越感到紧张压抑和痛苦难耐，难以摆脱此种痛苦。

强迫症算是焦虑症的一种，其实清醒时候的脑袋应该用来想想自己的工作规划、工作的进度、家人的幸福等，只要您能放松，将注意力转移到更有意义的事情上面，强迫症自然会远离您。

33 岁的吕女士有一次和家人出游时，路上开车没太注意，和一辆卡车擦撞了。虽然当时没有酿成大祸，但父母和吕女士自己都惊恐未定。此后，吕女士每次在街上走路或开车，都格外小心，生怕再有事故发生。最近，吕女士发觉自己总是不由自主想到出行可能出现的种种后果，使得她总是心烦意乱，心慌易惊恐，坐卧不安，眠少多梦。

我告诉吕女士，人或多或少都会有粗心的时候，小粗心比如上学忘记带作业，大粗心就像你这样开车没有专心一致，但是粗心归粗心，老是惦记着"粗心过"这件事，反而忘记了或者忽略了更重要的事情，那麻烦可就更大了，经过我的一番开导，吕女士好像想开了。一段时间过后，吕女士第二次来找我看病时，告诉我她发现其实自己就是忘记转一个弯去想问题，想问题的角度变了，心烦意乱的症状也就能基本消失了。

其实，每个人或多或少都会有一些行为习惯是无意识的、强迫自己去想或去做的。比如喝饮料的时候喜欢咬吸管，上下楼梯时总要数楼梯，还没到车站就已经在想车子会不会来、是不是已经走了，等等。这些行为习惯有时候是因为太专心，有时候又是因为太不专心，总之就是专注的地方错了。纠正这些问题，重点就在于让脾胃运转正常，营养能正常输送。因为虚了才会导致魂不守舍、神不安宁、意念杂生、魄不能定、志难以强，从而出现情志病。

　　洪女士二十多岁的时候曾经在学校宿舍遭遇过一场火灾，从那以后，洪女士就落下了一个毛病：洗手的时候必须用凉水，否则就觉得手心发烫，而她又有手心容易出汗的毛病，所以总是要洗手才觉得干净，心里才觉得舒服。就因为这样，洪女士为自己调的洗澡水总是温的，温度稍高，她就觉得浑身发烫。而这一切的改变，洪女士觉得都是因为那场火灾。

　　于是我便问她是不是经常嗓子干、睡觉时候出汗、一进室内就觉得热，热得头晕有昏眩感？她说差不多就是我讲的这样。

　　我便告诉她，这一切都是她想多了，她的这一切改变可能与火灾有关，但二者并没有必然关系，真正原因在于她的体质属于阴虚火旺型，吃点膏方药调调身体，心境放开就没事了。然后我便给她开了具有调理脾胃功效的方剂。

　　我们都知道开方吃药与体质有很大的关系，但若是方药的加减能配合季节，比如说冬病夏治、夏病冬治，那治病的效果可就事半功倍了。

　　洪女士的病就属于夏病，她的虚火在身体里，根本问题在于阴虚，既要补阴又不上火，那就要在冬天治，内外环境一致就能清虚火又补阴。

　　洪女士服膏药3周后来复诊，告诉我所有的症状都已明显好转了，手心也不像之前那样经常发烫了。随访3个月，她一切皆好，诸症缓解甚至消失。

清肝化痰膏

水煎药：天门冬100克、清半夏100克、赤茯苓100克、胆南星100克、玄参100克、金礞石100克、钩藤100克、炒栀子

100 克、石菖蒲 100 克、莲子心 60 克、黄芩 150 克、黄连 60 克、炒白术 150 克、淡豆豉 100 克。

成膏药：龟板胶 100 克、鹿角胶 100 克。

调味药：荆花蜜 100 克、鲜姜汁 100 毫升、羚羊角粉 15 克。

制作方法：将水煎药煮 2 次，每次煎出 300 毫升药液；同时将龟板胶和鹿角胶一起加入 200 毫升水中，放入蒸锅蒸熟烊化；然后，将水煎药液同烊化胶混合搅匀，上火熬煮 15 分钟，放温后，再加入羚羊角粉 15 克、荆花蜜 100 克、姜汁 100 毫升，和匀，装入洁净干燥的器皿之中，存放于冰箱。此为一个月左右的膏滋量。

用药加减原则：面色晦暗、舌质紫暗、心烦不安者，加桃仁、红花、归尾；烦渴、口干、大量饮水者，加生石膏、知母；不思饮食、恶心、呕吐者，加陈皮、干姜、瓦楞子；小便短赤者，加通草、车前子、草河车。

服用方法：温水兑服，一次 2 匙（约 10 毫升/匙），头两周早、晚饭后各 1 次，第 3 至 4 周内，于中饭后服用 1 次，之后隔一日的中饭后服用 1 次，连续服用 4 至 6 周。

功效：清肝泻火，健脾化痰，适合肝火扰神，脾虚生痰的强迫症患者。

注意事项：本方无特殊注意事项。

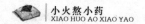

想根除恐惧，先温暖自己的胆

先天胆子小的人，要练练胆子，克服恐惧感。中医认为："胆为中正之官，谋虑出焉。"胆小说明一个人的正气不足，因此要锻炼胆气，提高自信才是最好的治疗方法。而中医认为"恐"伤肾，为肾气不固的表现，又因为肾司二阴，主骨生髓，故肾虚胆小之人在小时候经常会在受惊吓之后，出现遗尿，腿骨震颤，瑟瑟发抖。胆的功能是"主决断"，故胆气虚之人，决断无权，自然易恐易惊，犹豫不决。所以，中医治疗受惊吓后引发的胆小怕事症状，主要从肝胆和心肾入手，柔肝摄魂，温胆镇怯，宁心安神，补肾壮志。

每年春节前后医院都会接收被鞭炮炸伤眼球的患者。放鞭炮还会让其他人产生巨大的心理压力，尤其是对鞭炮恐惧的人，一听到炮声很容易受到惊吓而失神走魂。

我在年后接诊的一位患者王女士就是一个因受到鞭炮的惊吓而吃不好、睡不着的人，她老说放鞭炮声把她的脑袋震裂了。

原来，王女士小时候和其他孩子一起玩鞭炮的过程中，被一个飞来的鞭炮给炸伤了。虽然外伤并不严重，但从此成为她心里的阴影，鞭炮是她不愿意触碰的一个东西，炮声更是让她心里烦躁，甚至在听到炮声之后会出现心慌气短的症状，一点点炮声足以令她觉得声音已经达到震耳欲聋的地步了。但她无法禁止别人在小区里放炮，只能自己默默承受着，直到受不了了，才来寻求医生的帮助。

而我能帮助她的，就是从补心安神、温胆镇怯的角度入手，让她吃温胆壮志膏,以帮助她舒心、补心气、强胆气。由于王女士的惊吓来得比较突然,并且王女士受惊吓的程度较重,所以,我在水煎药里多加了磁石与五味子两味药,以加强镇静安神的功效。

王女士 2 周后便来复诊,说这帖膏药算是平息了她的惊吓,她又能一如往常地工作、生活了。

我嘱咐她,最好还是坚持服用膏药 1 个疗程,大约 1 个月的时间,一定能对助胆有所帮助。另外,我自然要告诉她,唯有克服自己的心理障碍,才是从今往后在生活上毫无心理阻碍的最好药方。

肝郁气滞、清阳不升,也会导致惶恐、惊恐。

小宋由母亲陪同来我这儿看病,由于小宋的情绪不太稳定,多数时间都恍惚呆滞,因此由她母亲代为讲述她的病情。

她母亲介绍,小宋上周末在工厂里值夜班,午夜时被某个声音给吓到了。隔天上午同事来交接班的时候,就见到小宋眼眶发黑,神志恍惚,精神不济,于是同事赶紧叫车送她回去休息。

之后的一周里,小宋还是照常上班,也没有再排夜班,但从那之后,小宋就变得不太爱说话,晚上睡觉时总得开着灯,听不得一点响声,而且睡觉时总是翻来覆去的。她的母亲觉得这样不是办法,于是带着她赶紧上医院来看看。

听完以上叙述之后,我想着小宋的情况应该是那天吃得过多,又一下子给吓着了,一时胃失和降,食积、痰火内扰神明,神明不得内守所致。于是给小宋开了涤痰镇怯药。小宋刚服药一周,神态就恢复正常了。

有的人是天生胆子小,特别容易受惊吓。有的人则是在亲历了某件特定事情之后,因为没有及时解开心结,一有外来的刺激,便处处受惊、时

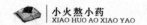
时担惊害怕。

小吕看诊时告诉我，小时候父母曾带她去骑马，但她因为没有扶稳，从马上摔了下来，虽然没受外伤，可是她从此非常害怕骑马、骑车等要独自坐在高处的活动。本来她想着都上大学了，也到了该克服这个心理障碍的时候了，偏偏她上周骑自行车的时候，又从自行车上跌了下来，原因是骑车的时候太紧张了，未顾及路旁的事物，与一辆车擦肩而过，本来没什么事的，但她吓得赶紧从车上跳下来，摔了个跟头，把膝盖都摔青了。在那之后，她变得对什么事都提不起劲，上课时注意力也不集中，膝盖的伤好得也特别慢，弄得她心烦焦躁，于是想来看看病，看能不能吃点药让自己的心静一静，好继续挑战骑车这项活动。

小吕之所以有这些表现，主要还是因为她的害怕一些特定事物的心理，反映在外就变成了心烦急躁。所以治疗需要标本兼顾，既要养阴润燥，又要清心除烦。

3周后，小吕来复诊时告诉我已经没有心烦想发脾气的感觉了，而且也重新踩上了自行车，慢慢地也就不那么害怕了。

温胆壮志膏

水煎药： 茯神 150 克、远志 120 克、石菖蒲 100 克、龙齿 200 克、生黄芪 150 克、龙眼肉 100 克、竹茹 100 克、炒枣仁 150 克、柏子仁 100 克、玫瑰花 100 克、清半夏 100 克、麦冬 100 克。

成膏药： 阿胶 100 克、鹿角胶 60 克、龟板胶 60 克。

调味药： 珍珠粉 30 克、羚羊角粉 15 克、荆花蜜 100 克、黄酒 250 毫升。

制作方法：先将阿胶加入黄酒中浸泡一夜。第二日，将水煎药煮 2 次，每次煎出 300 毫升药液；将龟板胶和鹿角胶一起加入泡有阿胶的黄酒中，放入蒸锅蒸熟烊化；然后，将水煎药液同烊化胶混合搅匀，上火熬煮 15 分钟后关火，放凉后加入珍珠粉、羚羊角粉、荆花蜜，和匀，装入洁净干燥的器皿之中，存放于冰箱。此为一个月左右的膏滋量。

用药加减原则：纳呆、食少者，可加山楂、神曲、砂仁以醒脾开胃；睡眠不宁者，可加夜交藤、合欢皮，以养心安神；睡不着者，可加生枣仁；口咽干燥者，可加生地、石斛；虚火燥热者，可加丹皮、知母。

服用方法：温水兑服，一次 2 匙（约 10 毫升/匙），头两周早、晚饭后各 1 次，第 3 至 4 周内，于中饭后服用 1 次，之后隔一日的中饭后服用 1 次，连续服用 4 至 6 周。

功效：补心安神，温胆镇怯，适合容易心神不宁、肝郁不舒，症见口苦、心慌、易受惊、眠差梦多的患者。

注意事项：本方较不适合阳亢证见躁动不安、抽搐、烦躁的患者使用。另外，有胃食管反流、消化道溃疡病史者，需去掉阿胶。

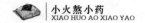

情志在调不在治：心理障碍一扫光

　　小张生性内向，话不多，参与团体活动也不积极。有一次我在参加一个学术活动的时候，和他刚好分配在同一队里，一起进行活动。

　　小张虽然不怎么说话，但是我发现他心思很细腻，很懂得默默观察别人的需要，并且适时给予帮助。于是我经常找机会和他聊天，希望能和他交个朋友。

　　小张告诉我他就是生性胆小，不太敢和别人说话，他也不是有意装孤僻的，只是一直都找不到好的时机融入集体中。就在那几天的活动中，有一天下了场雷阵雨，由于天气的原因只能将户外活动取消，改成室内的交流活动。正当我纳闷小张怎么没下来和大家一起讨论交流时，才听说他感冒了，在房间里休息呢。

　　我去看望他时，他说自己挺害怕打雷的，小时候母亲在他身边倒还好，母亲去世后，他觉得没有亲人的依靠，就越来越害怕打雷，只要一打雷就会生病，就因为自己不善与人交谈，到现在也没有谈女朋友。

　　我赶紧去买了点治疗感冒的成药让他服下，并告诉他，胆子小没关系，但是易受惊生病，那身体可就太脆弱啦，要是他不介意，就吃我给他开的宁神定志膏，调理一下。小张欣然接受，并承诺回家后就会熬药吃。

　　后来我和小张通过几次电话，他告诉我自己的免疫力正在不断地提升，感冒的次数也逐渐减少了，就是听到雷声也不会严重到生病而影响生活和工作了。

宁神定志膏

水煎药：当归 100 克、陈皮 100 克、竹茹 120 克、法半夏 90 克、远志 120 克、菖蒲 100 克、郁金 100 克、茯神 100 克、桂枝 90 克、炙甘草 60 克、煅龙骨 250 克、煅牡蛎 250 克。

成膏药：阿胶 100 克、鹿角胶 60 克、龟板胶 60 克。

调味药：生姜汁 100 毫升、大枣（掰开）60 克、冰糖 60 克、黄酒 250 毫升。

制作方法：先将阿胶加入黄酒中浸泡一夜。第二日，先将水煎药煮 2 次，每次煎出 200 毫升药液；同时将龟板胶和鹿角胶一起加入泡有阿胶的黄酒中，放入蒸锅蒸熟烊化；然后将水煎药液同烊化胶混合搅匀，同时，再加入姜汁、大枣及冰糖，和匀，装入洁净干燥的器皿之中，存放于冰箱。此为一个月左右的膏滋量。

用药加减原则：容易感冒、鼻流涕清者，可加玉屏风散（生黄芪、防风、五味子）来益气固表；容易腹泻患者，可加炮姜；情绪抑郁者，可以减少龙骨、牡蛎的用量，并加入玫瑰花、白芍以柔肝调畅情志。

服用方法：温水兑服，一次 2 匙（约 10 毫升/匙），服用 2 至 3 周即可。头两周早、晚饭后各 1 次，第 3 周隔一日的中饭后服用 1 次。

功效：养血宁神，和中定志，适合血虚胆怯的患者。

注意事项：本方较不适合阴虚有热，症见潮热、盗汗、虚烦不寐的患者。另外，有胃食管反流、消化道溃疡病史者，需去掉阿胶。

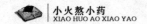
酒肉穿肠过，生痰生湿健忘多

我们常说"动动脑，青春不老"。当我们的头颅出现了器质性病变的时候，一定要上医院就诊治疗。如果是由于平常过于劳累、缺乏锻炼、懒得工作、自然衰老等原因引起的健忘，用中医的方法进行调治就是一个不错的选择。

健忘的出现自然属大脑的退行性变化，可是治疗还是要先从调五脏气血的平衡入手，配合健脑、利窍、通阳，因此治疗方法为：调和五脏阴阳。另外，平日里必须注意劳逸结合，避免紧张、焦躁，懂得减压，切忌乱吃药、抽烟、酗酒，不要依赖大量的浓茶、咖啡等来提神，因为这些都会耗伤你的心神。

24岁的小朴因为记忆力减退来找我看病，他说他出现这种症状已经有1个月了。小朴近日来经常应酬，肉没少吃，烈酒也喝了不少，结果感觉老是忘东忘西的。因为他从事秘书工作，每天要记的行程太多了，所以记忆力减退会大大影响工作。少喝一点酒，能活经络、通血脉，若是特定的药酒，针对个人体质而制作的，还有助于提高正气、预防邪侵。可是喝多了、过量了，这酒反倒会生湿，汉代医圣张仲景的书籍里就有相关的记载。过量饮酒之后，若是再加上心火旺，火遇湿便能生痰，痰浊要是上走，就会蒙蔽人上身的清窍——脑袋，既然痰浊都堵在脑袋入口了，阳气不能灌养我们装智慧、存记忆的头脑，自然就老忘事。

心在中医里属火，是阳火，是君主，掌管着人的神明，神明就好似我们现代人所说的精神意识思维活动之类的总称。心火亢盛从实质上来讲并不是真的有火烧着了心脏，而主要表现的是一种状态，一种亢奋的、难以掩灭的生理或心理状态。主要表现有：急躁、浮躁、焦躁、自满自负、忙忙碌碌等。应酬过多，食用过多酒肉、肠胃负重过重，或者偏听偏信过多的闲言碎语，都可能导致心火旺盛。

虽说小朴尚年轻，还扛得住压力，可从他的症状表现来看，是典型的心火亢盛、湿热痰扰，阻遏清阳、蒙蔽清窍。

我给他开了凉心开窍膏，正所谓酒生湿，肉生痰，因此在清热利湿的水煎药基础上，我给他多加了一味化痰的清半夏。

庆幸的是小朴的应酬量减少了许多，再加上他能够正视自己的身心健康，按时认真服用膏药，3周后他来复诊时便开心地告诉我，现在他的工作状态可好了，老板给安排的工作也全都能记住。

凉心开窍膏

水煎药： 苇茎（或鲜芦根，药量加3倍）90克、桃仁120克、冬瓜仁120克、石菖蒲100克、生地100克、竹叶100克、滑石块120克、车前子90克、生甘草100克、郁金100克、麦冬100克、浮小麦100克。

成膏药： 鳖甲胶60克、鹿角胶30克。

调味药： 大枣（掰开）100克、珍珠粉15克、荆花蜜100克、薏苡仁（蒸熟，捣碎）60克。

制作方法： 将水煎药煮2次，每次煎出300毫升药液；将鳖甲胶和鹿角胶一起加入200毫升水中，放入蒸锅蒸熟烊化；然后，将水煎药液同烊化胶混合搅匀，加入薏苡仁和大枣，上火熬煮

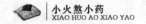
15分钟，放温后，再加入珍珠粉和荆花蜜，和匀，装入洁净干燥的器皿之中，存放于冰箱。此为一个月左右的膏滋量。

用药加减原则：食欲不振者，加砂仁、炒麦芽、茯苓；倦怠乏力者，加生黄芪、炙甘草；恶心呕吐者，加陈皮、藿香、大腹皮、半夏。

服用方法：温水兑服，一次2匙（约10毫升/匙），头两周早、晚饭后各1次，后两周隔一日的中饭后服用1次，连续服用1个月。

功效：化湿排浊，凉心开窍。

注意事项：本品有清热利湿功效，阴虚患者需要加减用药。

高血压切忌过分依赖药物
XIAO HUO AO XIAO YAO

在心脑血管系统里，血压增高与高血压是两回事，但我们笼统地将其归到一个章节里讨论，因为是从中医的角度来考虑的，所以无大碍。

血压高是指在静息状态下，动脉的收缩压/舒张压增高(140/90mmHg)。剧烈活动，突然遇到刺激，或过于劳累而引发的一时性血压增高，过一段时间之后可自行缓解，或者吃点中成药即可恢复正常血压。

多次测量血压，其中至少有连续两次舒张期血压的平均值在90mmHg以上，才能确诊为高血压。

血压增高，刚开始有疲劳、头晕、四肢无力、口舌干燥、视物旋转、记忆力下降等症状，头痛严重时还可出现恶心、呕吐。

中医认为，血压升高与"风"有关，但并非所有血压高于正常值的情况，都必须用药物治疗。有的人即便血压稍高一点也不会觉得不适，这是由个人体质所决定的。

血压与心脑血管疾病也是息息相关的，毕竟血虚生风，风胜则动，动则旋转，虚则麻木不仁或血脉阻滞不通。因此，注意让自己的血压保持平稳，是预防心脑血管疾病的重要任务，而如何维持一个良好的血压环境，最重要的还是保持心态的平稳，以及维持环境的宜人。

另外，高血压患者不宜过分地依赖血压药来控制血压的增高，否则容易引起心脑肝肾的损伤。

65岁的单大爷十多年前就被确诊为患有高血压病了，但他一直以来都没有吃太多的西药降压。自己要是觉得不舒服了，就吃点牛黄清心丸，也就过去了，虽然晨起总会有那么一阵头晕，但是不影响生活和工作，所以也就没太在意。脾气焦躁家里人也容忍了，毕竟自己本来就是急性子。

最近这一周，虽然已经是冬天了，单大爷却觉得燥热无比，口干舌燥，尤其想吃凉饮冷食。来找我看病时，他只说自己上火了，而且头晕症状非常严重，上午晕一阵也就罢了，只要一活动或者刚吃饱饭，就会觉得晕晕乎乎的。他以为自己肯定是上火了，所以只是想来我这里开点去火的中成药。

我告诉他这去火药可不是随便就能开的，还得问问他的病情才行。我问："您大小便怎么样？有没有眩晕耳鸣？手脚麻木或抽筋的情况有吗？最近没摔着过吧？"

单大爷回答："我最近老拉肚子，头晕的时候就想跑厕所，小便还行，就是晚上要比之前多起来上厕所一次，头晕目眩是肯定没有的，但有时候耳朵里像是有唧鸟儿似的，呜呜呜叫。麻木抽筋也不太明显，反正从小时候开始，太劳累了就都多多少少会有一点嘛。另外，最近没摔倒或撞到。"

从以上问诊可以看出，单大爷其实属于虚阳上亢型的高血压患者，下焦肝肾阳虚了，虚阳上浮，才这么容易头晕、耳鸣。因此，我为其开了具有滋肾养肝、温阳柔筋功效的膏方。

单大爷服用膏方一个多月后，来找我复诊，说他早晨起床还是有点头晕，但比以前好多了，而且其他症状也都消失了。

我告诉他，既然他已经习惯了晨起稍微有点头晕的情况，就不必勉强监测血压、定时吃降压药了。不过我嘱咐他，随着年龄的增长，一有不舒服，一定要赶紧上医院，避免因高血压治疗不及时而引发其他心脑血管疾病。

高血压患者除血压偏高外，还会伴有头晕目眩、烦躁的症状。若出现上述症状时，还伴有声音高亢、面色潮红、体型宽胖，患者体质大多属于湿热型。调理时，应偏重解暑化湿、静心和胃。若伴有恶心想吐，说明患者脾胃不和、虚阳内患。

42岁的徐女士，只要天气略有变化、干活太累了，就容易头晕、乏力，甚至恶心想吐。除了血压容易升高以外，还容易中暑。总的来说，徐女士的情况是脾胃不和、虚阳内患的表现，调理时，应偏重升清降浊、清阳固冲。

毕竟血压高低与气血的运行有极大关联，所以血压升高了，不能简单地只是将血压降下来，而要找出病因，或调和气血，或运脾和胃，或清热化湿，或升清降浊，或交通心肾等，以此来散风止眩、息风宁神、平阳固冲，从而令血压回稳。

滋水涵木降压膏

水煎药：桑寄生 150 克、川续断 150 克、丹参 60 克、桃仁 100 克、红花 100 克、补骨脂 100 克、豨莶草 100 克、白芍 100 克、升麻 100 克、生杜仲 100 克、罗布麻叶 100 克、五灵脂 60 克、独活 100 克。

成膏药：龟板胶 100 克、阿胶 100 克、鹿角胶 100 克。

调味药：羚羊角粉 30 克、荆花蜜 100 克、黄酒 300 毫升。

制作方法：先将阿胶加入黄酒中浸泡一夜。第二日，将水煎药煮 2 次，每次煎出 300 毫升药液；将龟板胶和鹿角胶一起加入泡有阿胶的黄酒中，放入蒸锅蒸热烊化；然后，将水煎药液同烊化胶混合搅匀，上火熬煮 15 分钟，放温后，再加入荆花蜜和羚羊角粉，和匀，装入洁净干燥的器皿之中，存放于冰箱。此为一个月左右的膏滋量。

用药加减原则：尿频、尿急者，加知母、芡实、桑螵蛸、益智仁；腹胀、反酸者，加半夏曲、瓦楞子；失眠多梦者，加炒枣仁、生牡蛎。

服用方法：温水兑服，一次 2 匙（约 10 毫升/匙），头两周早、晚饭后各 1 次，第 3 至 4 周内，于中饭后服用 1 次，之后隔一日

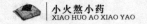

的中饭后服用 1 次，连续服用 4 至 6 周。

功效：滋肾养肝，散寒柔筋。

注意事项：本方不适合阳热亢盛之患者。另外，有胃食管反流、消化道溃疡病史者，需去掉阿胶。

第三章

再忙也要有好胃口

肠胃肝脏疾病立扫光

XIAO HUO AO XIAO YAO

对于人体而言，体温的冷热度适中，脏腑
就能维持正常的机体工作，保证人体内环境的
健康运作。过冷、过热、过硬、过粗糙的食物
都不适合脾胃。要是过冷了，导致脾胃受寒，
那我们就要给脾胃穿上阳气罩，温暖脾胃。

千万别忽视食欲不振

　　季节转换之时，很多疾病的症状容易加重，这是由寒热温凉、阴阳气血的失调所引发的。就像清晨与白昼的转换，黄昏与夜晚的转换一样，四季五时的变换，其实天天都发生在人身上。

　　焦女士因为食欲不振，想找我给开几服开胃的药。这样的情况已经持续大半年了，吃饭的时候吃不下，睡着以后虽然常常被饿醒，可还是吃不下，不知是不是因此而贫血虚脱了，导致她经常心慌出汗，而且是大汗淋漓的那种。

　　焦女士找我看病时，正值冬春在交替，气候上的变化使得她患了多年的过敏性鼻炎又复发了，而且失眠、心慌、汗出的症状正渐渐加重，焦女士也因此变得越来越烦躁，还经常发脾气，于是赶紧来看病。

　　其实食欲不振，营养就容易匮乏，气血不足，还会引起神经衰弱，因为神经也会缺乏营养。而焦女士的血虚症候尤为明显，所以我考虑从运脾开胃，养血调神开脑窍入手，以二藤健中膏对她进行治疗。

由于焦女士痰湿症状较轻，且无明显的寒热症候，所以我去掉了水煎药里的苍术和厚朴，将益气养阴偏凉性的西洋参改为补益中气偏温性的生黄芪，以益气止汗。

专调脾胃这招对焦女士甚是有效，仅仅三周，焦女士复诊时就告诉我，她胃口大开，精神好极了，健忘、注意力不集中、急躁易怒等不适全都消失了。

·······〜〜 **二藤健中膏** 〜〜·······

水煎药： 夜交藤 100 克、藤梨根 100 克、蛇莓 100 克、苍术 60 克、益智仁 100 克、黑桑葚 100 克、砂仁 100 克、厚朴 60 克、刺蒺藜 100 克、石菖蒲 100 克、鲜铁皮石斛 100 克、西洋参 50 克、鲜薄荷（后下）60 克、生黄芪 150 克、郁金 100 克。

成膏药： 龟板胶 100 克、鹿角胶 100 克。

调味药： 荆花蜜 100 克、莲子（蒸熟）100 克、糖渍桂花 30 克。

制作方法： 将水煎药煮 2 次，每次煎出 200 毫升药液；同时，将龟板胶和鹿角胶一起加入 200 毫升水中，放入蒸锅蒸熟烊化；然后，将水煎药液同烊化胶混合搅匀，上火熬煮 15 分钟，放温后，再加入荆花蜜、莲子和糖渍桂花，和匀，装入洁净干燥的器皿之中，存放于冰箱。此为三周左右的膏滋量。

用药加减原则： 失眠不能寐者，加五味子、柏子仁；胸闷、食欲不振者，加半夏曲、陈皮、茯苓；记忆力减退者，加熟地、白芍、鸡血藤。

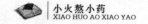
服用方法：温水兑服，一次2匙（约10毫升/匙），因为是在长夏之时服用，故服用时间为2至3周即可。头两周早、晚饭后各1次，第3周隔一日的中饭后服用1次。

功效：运脾开胃，滋养脑窍，适合脾胃失健、脑髓失养的神经衰弱患者。

注意事项：本方无特殊需注意事项。

XIAO HUO AO XIAO YAO
别让饮食侵袭了你的健康：胃溃疡患者要靠养

白小姐经常靠着喝咖啡及浓茶来提神，以加班加点工作。这样的习惯，从她还在上学的时候就养成了。不过那个时候她基本都在家里和学校之间往返，所以吃饭都能按时吃好吃饱。

工作这几年，经常要出差或者应付各种各样的应酬，让她时常没有时间吃早餐，一年前她就因为贫血突然昏倒了而被紧急送医院，后来查出是胃溃疡，住了几天院，病情控制住以后，她就又回到单位工作去了。虽然说胃溃疡的症状得到了缓解，但慢性胃炎的问题仍然存在。

后来她虽然注意按时吃早餐，但是胃还是不好，食欲好的时候她能吃很多，没什么胃口的时候，就会一整天都不吃东西，不规律的饮食导致她经常便秘，脸上也长起了痘痘。

另外，坐久了还有腰酸背痛的问题，整个人除了脾胃不好之外，还有肾虚的迹象。

由于当时正值冬季，针对白小姐的症状，我以温阳健脾、暖肾通便之法，为其开了温阳健脾膏，以求能顾护脾肾，温补中下焦。

白小姐后来一直没来复诊，直到一个半月后的一天，她母亲来找我，告诉我白小姐其实吃完药人也就好多了，症状几乎都没了，气色也好，腰酸腿疼也明显减轻，就没有再抽空来看病了。可她的母亲担心是不是症状没了就不再看病，稍微大意了就会复发，所以前来咨询我相关事宜。我告诉她，如果症状没了，暂时不吃药也没多大事，但是一定要密切注意身体变化，最重要的还是饮食要有规律，不要过饥、过饱，还要注意适当锻炼身体。

许多胃病患者喜欢在夏天吃冷饮。若是内热过盛，吃冷饮比较合适，若是纯粹的嘴馋，在体内根本不需要进食冰凉之物时吃了冰品，那就只有让脾胃受罪了。

对于人体而言，体温的冷热度适中，脏腑就能维持正常的机体工作，保证人体内环境的健康运作。

过冷、过热、过硬、过粗糙的食物都不适合脾胃。要是过冷了，导致脾胃受寒，那我们就要给脾胃穿上阳气罩，温暖脾胃。

如果脾胃积热，就像脾胃正在受到夏天酷暑的侵袭似的，那我们就要适当地给脾胃清清火、降降温，运脾和胃，毕竟健康的身体要靠"三分治，七分养"。

温阳健脾膏

水煎药：肉苁蓉 120 克、九香虫 60 克、鸡血藤 90 克、熟地黄 120 克、北沙参 120 克、瓦楞子 90 克、半夏曲 120 克、仙鹤草 90 克、八月札 120 克、生晒参 90 克、当归 120 克、白芍 90 克、熟地黄 200 克。

成膏药：鹿角胶 100 克、龟板胶 100 克、阿胶 100 克。

调味药：肉桂(研粉)45 克、沉香(研粉)45 克、核桃仁 100 克、荆花蜜 100 克、黄酒 300 毫升。

制作方法：先将阿胶加入黄酒中浸泡一夜。第二日，将水煎药煮 2 次，每次煎出 300 毫升药液；将龟板胶和鹿角胶一起加入泡有阿胶的黄酒中，放入蒸锅蒸熟烊化；然后将水煎药液同烊化胶混合搅匀，上火熬煮 15 分钟，关火后立刻加入肉桂粉、沉香粉和核桃仁，放温后，再加入荆花蜜和匀，装入洁净干燥的器皿之中，存放于冰箱。此为一个月左右的膏滋量。

用药加减原则：皮肤干燥者，加生地、何首乌；着凉后容易鼻塞、流涕者，加虫草、防风、桂枝；小便短少、黄赤者，去生晒参、肉桂粉，加栀子、车前子、通草。

服用方法：温水兑服，一次 2 匙（约 10 毫升/匙），头两周早、晚饭后各 1 次，第 3 至 4 周内，于中饭后服用 1 次，之后隔一日的中饭后服用 1 次，连续服用 4 至 6 周。

功效：温阳健脾，暖肾通便。

注意事项：本方偏温，不适合阴虚有热、肝胃有火的患者。另外，有胃食管反流、消化道溃疡病史者，需去掉阿胶。

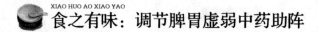

XIAO HUO AO XIAO YAO
食之有味：调节脾胃虚弱中药助阵

　　黄先生在国外工作，每年都有两个月的休假时间可以回国，但他这一次回到国内，最想办的一件事，就是看病。因为在国外工作的时候，他曾被查出血脂过高而且伴有严重的脾胃虚弱症状，虽然国外的医生也给他开了些药，但血脂控制得一直不是很理想。他就趁着回国度假的机会，赶紧来找我看病。

　　黄先生虽然常年在外，但一直都吃不惯外国的食物，每次一见到中国餐馆，就立即进去饱餐一顿。他问我，是不是因为饮食习惯不好，常常暴饮暴食，才会造成血脂高。我告诉他，他的饮食习惯不但会对正常脾胃功能造成伤害，而且还会因此导致血脂过高。可能是由于应酬过多，压力过大，或天生体质欠佳，或过于劳累，直接导致脾胃变虚，运化功能变差，痰湿容易阻塞在经络、血液之中，久而久之，就以血脂高的形式表现出来罢了。

　　细问之下，我才知道黄先生平时还偶尔有心慌、憋气、乏力的症状，这些不适通过服用丹参滴丸一类的成药就能缓解。其实这些不适也和血脂高有关，是心肝功能受损的前兆，所以我赶紧为其开了楂花降脂膏，以求行气活血，保肝降脂。

　　黄先生假期结束后，准备回到国外工作之前来看了我一次，告诉我他身体的不适症状都消失了，自己复查了血脂，恢复到了正常值，问我能不能给他开点成药他好带着，这样他到国外之后就可以防止血脂高再复发。我为他开了点成药，嘱咐他一定要有良好的饮食习惯，先把脾胃照顾好了，其他的病痛就容易治了。

楂花降脂膏

水煎药：赤芍100克、桃仁100克、红花100克、生山楂100克、枸杞子100克、姜黄100克、茵陈100克、金钱草100克、白梅花100克、白芍100克、柴胡100克、黄芩100克。

成膏药：阿胶200克。

调味药：冬虫夏草（研粉）10克、干梅肉（切碎）60克、荆花蜜100克。

制作方法：先将阿胶加入黄酒中浸泡一日。隔日，将水煎药煮2次，每次煎出300毫升药液；将浸泡好的阿胶放入蒸锅蒸熟烊化；然后将水煎药液同烊化胶混合搅匀，上火熬煮15分钟，放温后，再加入冬虫夏草粉、干梅肉和荆花蜜，和匀，装入洁净干燥的器皿之中，存放于冰箱。此为一个月左右的膏滋量。

用药加减原则：心慌胸痛者,加丹参、珍珠母、龙骨活血镇心安神；睡眠质量下降者，加柏子仁、炒枣仁、夜交藤养心安神；汗出较多者，加生脉散（党参/太子参＋麦冬＋五味子）以益气养阴敛汗。

服用方法：温水兑服，一次2匙（约10毫升/匙），头两周早、晚饭后各1次，后两周隔一日的中饭后服用1次。连续服用1个月。

功效：行气活血，保肝降脂。

注意事项：本方有行气活血的作用，因此，气血亏虚之人不适用。另外，有胃食管反流、消化道溃疡病史者，需去掉阿胶，并将水煎药的煎煮时间延长为2至3小时。

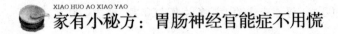

XIAO HUO AO XIAO YAO
家有小秘方：胃肠神经官能症不用慌

张女士发现，自己的脾胃一直都不是很好，经常胃脘疼痛，疼痛发作时，为了转移对疼痛的注意力，她就只能关注一件事，而忽略其他所有事情，使得注意力无法集中于当下，因而变得焦躁、紧张。朋友们也都因为缺乏对她的理解而说她固执、偏见、脾气大。

由于张女士的父亲就是因为胃癌而去世的，所以她特别关注自己的胃肠。实际上，她胃脘疼痛的情况已经持续了将近1年，但她由于害怕自己得了不治之症，一直不敢上医院看病，这次是做好了得病的心理准备才来的。她做完检查后，我发现她根本就没有器质性的病变，原来这一切都只是她心里头的恐惧在作祟。我抓住她的病症与辨证，诊断她患有胃肠神经官能症，于是给她开了滋阴提神膏。

3周后张女士来我这里复诊时，整个人精力充沛，我想她毕竟年轻，容易恢复。

我还嘱咐她一定要保持心情愉快，不要熬夜，多进行体育锻炼，养成良好的生活习惯。这些不仅对胃肠神经官能症的康复有所帮助，而且对于预防各类疾病也有一定的作用。

······ ❧ **滋阴提神膏** ❧ ······

水煎药：炒枣仁200克、五味子100克、石菖蒲100克、麦门冬100克、百合100克、合欢皮100克、柏子仁100克、茯神

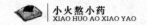
150 克、山药 100 克、浮小麦 100 克、炙甘草 100 克、桂枝 100 克、黄精 100 克。

成膏药： 龟板胶 100 克、鹿角胶 100 克、阿胶 100 克。

调味药： 大枣（掰开）60 克、荆花蜜 100 克、黄酒 300 毫升。

制作方法： 先将阿胶加入黄酒中浸泡一夜。第二日，将水煎药煮 2 次，每次煎出 300 毫升药液；同时，将龟板胶和鹿角胶一起加入泡有阿胶的黄酒中，放入蒸锅蒸熟烊化；然后，将水煎药液同烊化胶混合搅匀，上火熬煮 15 分钟，放温后，再加入大枣和荆花蜜，和匀，装入洁净干燥的器皿之中，存放于冰箱。此为一个月左右的膏滋量。

用药加减原则： 眩晕、耳鸣、视物畏光者，加山萸肉、枸杞子；心慌胸闷者，加郁金、佛手；男性遗精滑泄者，加金樱子、锁阳、芡实；胁肋疼痛、胃脘嘈杂者，加黄连、吴茱萸。

服用方法： 温水兑服，一次 2 匙（约 10 毫升/匙），头两周早、晚饭后各 1 次，第 3 至 4 周内，于中饭后服用 1 次，之后隔一日的中饭后服用 1 次，连续服用 4 至 6 周。

功效： 健脾补肺，滋阴宁神，适合气阴两虚神衰的患者。

注意事项： 阳虚患者需加大温阳之品的用量。另外，有胃食管反流、消化道溃疡病史者，需去掉阿胶。

XIAO HUO AO XIAO YAO
方剂中的"洗肠草"：缓解腹胀有奇效

患者郑女士是名厨师，由于手艺很好，是店里的一宝，老板一直舍不得让她退休，而她也热爱做菜这一行，便一直做到了现在。最近店里的厨房重新做了装修，虽然看起来美观、明亮了不少，但是郑女士明显感觉到有些不适，她说："我最近在刚装修好的新厨房工作一天之后，晚上心脏常跳得厉害，像要蹦出来似的，自己也能感觉到心跳频率有些快，又因为老想着这事，总担心自己是不是得了什么病，结果最近做料理有点心不在焉了，因为怕影响我做菜的声誉，我特地请了几天假，想好好找出病因，治一治。"

由于郑女士的不适是在装修之后出现的，又恰好那时候正值夏至前后，天气闷热，空气流通较不顺畅，即使人在空旷室外，也觉得闷热无比。我想着郑女士的症状还应该出现和暑天息息相关的表现才是，又对应上她的舌苔白厚腻、脉濡细，于是我又进一步问了她几个问题。

"您大便偏干还是偏稀？睡觉好吗？吃饭怎么样呢？"

郑女士回答："我的大便算是正常吧，就是老是黏在马桶上不容易冲下去。睡觉没问题，就是爱做梦。吃饭有食欲，但是吃不多，稍微吃一点就容易就肚胀，打嗝或排气后才稍觉好一点。"

听完郑女士的陈述，我判断她的症状可归为暑湿心悸，由于暑天湿热邪气的侵袭，才使得其脘腹胀闷、大便黏腻不爽、心慌胸闷不适。因为郑女士这样的情况不算是急性病，所以我转而让她服用祛湿解闷膏，以缓治慢调、扶正祛邪。

由于她水液亏虚并不明显，但腹胀不适、睡眠质量差等湿邪为患的情况较重，所以我去掉水煎药里的泽泻、生山栀、瓜蒌、玄参、远志，加炒枣仁、白蔻仁、番泻叶、陈皮、佩兰以利湿除胀、养心安神。

郑女士由于一直在忙，没能来找我，我便通过电话追踪其病情发展，如此随访了半年，都未见郑女士症状反复，且心慌胸闷、腹胀等症状消失，排便状况也未见异常。

祛湿解闷膏

水煎药：人参须60克、炒白术150克、泽泻100克、淡豆豉120克、生山栀60克、瓜蒌100克、滑石块180克、生甘草60克、玄参100克、麦冬150克、菖蒲100克、远志100克。

成膏药：鳖甲胶100克、鹿角胶100克。

调味药：琥珀面0.6克（1次）、生姜汁100毫升、糖渍桂花60克。

制作方法：将水煎药煎煮2次，每次煎出300毫升药液；将鳖甲胶和鹿角胶一起加入200毫升水中，放入蒸锅蒸熟烊化；然后，将水煎药液同烊化胶混合搅匀，上火熬煮15分钟的同时，加入生姜汁，放温后，加入糖渍桂花和匀，装入洁净干燥的器皿之中，存放于冰箱。此为一个月左右的膏滋量。

用药加减原则：大便稀溏者，加芡实、莲子、白扁豆；打嗝、干呕者，加橘皮、竹茹、苍术；自汗、乏力者，加生黄芪、煅牡蛎；头晕、夜寐不安者，加钩藤、薄荷，并去掉瓜蒌。

服用方法：温水兑服，一次2匙（约10毫升/匙），每次加琥珀面0.6克，和匀后再服。头两周早、晚饭后各1次，第3至4周内，于中饭后服用1次，之后隔一日的中饭后服用1次，连续服用4至6周。

功效：祛湿化浊，清心宁神，适合湿浊扰心、神志不宁的患者。

注意事项：阴虚患者需注意加减用药原则，添加养阴之品。

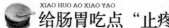

给肠胃吃点"止疼片"：快速止泻最好的方法

为何孩子就不会处于亚健康状态，大多数白领却都处于身体亚健康状态呢？原因就在于，孩子阳气盛，整日跑跳，若是不缺阴津的话，那么孩子最有可能是平和质（体态适中、面色红润、脏腑功能强健为主要特征）的人。

白领忙于工作，没时间锻炼身体，整日里憋坐在办公室的那张不一定舒服的椅子上，很容易引发各种疾病，比如因跷二郎腿而骨盆变形，比如腰膝酸软、肩背酸疼等，这些都会造成对自身的损害。

我的一位病人夏先生，便是辛苦的白领一族。习惯性腹泻让他十分苦恼，吃完饭后，30分钟内就要跑厕所；工作压力大的时候，他也容易拉肚子，夏先生为此很苦恼，所以来找我这个消化科大夫。

别看这腰膝归肝肾管，腹泻其实是脾胃的事，但它们都是有所关联的。

从解剖的角度来看，腰的前面就是腹，腰有问题，久而久之，自然就会影响到腹部胃肠功能。所以说我们还可通过脾肾双补来治疗如夏先生这样的例子。长夏时节，是调理脾脏功能的最好时机，虽然此时属于不同季节的交接时机，自然也会有选药的不同，但那都无大碍，掌握最主要的治法才是关键。

我给夏先生开了通阳和血壮骨膏，3周后，他来复诊，告诉我服膏3天后就再也没怎么腹泻了，大便成形且排便也比以往顺畅许多，重要的是腰酸的症状明显减轻了。

除习惯性腹泻外，还有一些患者患有神经性腹泻，我就曾经接诊过这样一名患者。

胡女士因肠胃不好而来找我看病，她告诉我只要一紧张就容易肚子痛，这种情况从上学时就开始了，我用疏肝养脾的方法给她进行调理，为她开了具有调理五脏之阴，从而带起元气升腾灵动的方剂。胡女士连续服用膏药1个月后，前来复诊时告诉我说自己好像不那么容易紧张了，就算紧张也没再出现肚子痛的情况了。之后我对她随访半年，这期间神经性腹泻也没有复发，就连月经不调、手脚冰凉的不适症状也都基本消失了。

其实其中的道理也好理解，阴寒盛则阳气衰，元气自然不够，再加上血虚不能濡养肝脾二脏，自然容易气虚、气滞而紧张、腹痛。

虽然这种腹泻可用常规药物进行治疗，但通过心理疏导来彻底缓解患者的压力才是缓解症状的根本途径。同时，在饮食上，应坚持少吃多餐，切不可过饱，同时也要忌食厚重油腻和辛辣食物。

通阳和血壮骨膏

水煎药：炙黄芪 120 克、羌活 100 克、独活 100 克、桂枝 100 克、防风 100 克、太子参 150 克、当归 100 克、补骨脂 100 克、络石藤 120 克、生杜仲 100 克、菟丝子 100 克、川牛膝 100 克。

成膏药：鹿角胶 100 克、龟板胶 100 克。

调味药：生姜汁 100 毫升、饴糖（麦芽糖）100 克。

制作方法：将水煎药煮 2 次，每次煎出 200 毫升药液；同时，将鳖甲胶和鹿角胶一起加入 200 毫升水中，放入蒸锅蒸熟烊化；然后，将水煎药液同烊化胶混合搅匀，同时加入生姜汁和饴糖（麦芽糖），上火熬煮 15 分钟，放温后，和匀，装入洁净干燥的器皿之中，存放于冰箱。此为三周左右的膏滋量。

用药加减原则：容易倦怠乏力者，加党参、白术；容易上火、烦躁者，加丹皮、胡黄连、莲子心、人参须；月经量少、畏寒、肢冷者，加制附片、肉桂、小茴香。

服用方法：本品适合在长夏食用。温水兑服，一次 2 匙（约 10 毫升／匙），因为是在长夏之时服用，故服用时间为 2 至 3 周即可。头两周早、晚饭后各 1 次，第 3 周隔一日的中饭后服用 1 次。

功效：补肾健脾，通阳和血。

注意事项：本方偏温，容易上火之人需添加清虚热之品。

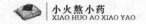

XIAO HUO AO XIAO YAO
要懂得敬畏人体生物钟：调理慢性肠胃炎

小张是个只要工作压力大了，或是因为出差在外饮食、居处不习惯，就容易便秘的人。他还有个挑食的坏毛病，饭桌上一有不合胃口的饭菜，就恶心、吃不下，刚吃了点就容易反酸，好不容易遇到喜欢吃的，饱餐一顿之后就打嗝不断，不能消化，肚子胀气，而且大便也不通顺。

他一来我就先让他去查了查有没有幽门螺旋杆菌感染，结果显示 HP（+）值高达 23.7。我采用三联疗法为其治疗，给他开了 10 天的药，并嘱咐他回去按时吃药，虽然服药后可能会有拉肚子的情况，但是拉肚子其实是在杀菌排毒，无须紧张。

10 天后，小张复诊时告诉我接连几天大便都很通畅，这是参加工作以来头一次感觉肚子里如此轻松。接着我分析给他听，他的病是怎么得的。

人身体里有一个生物钟，时间到了就要进食、休息、睡眠、工作等，一旦打破其中任意一个规律，就会影响到其他。比如吃饭不定时、食物不适合自己的脾胃等，都会使脾胃虚损或亢进，进而就可能就出现失眠，注意力下降等症状。所以治疗重在调理脾胃，建议调理兼证，然后慢慢地把生物钟调整到最佳状态。

我也不多说，趁着夏天，心脾主时，我以消积导滞、清心健脾之法，调配了适合小张的开胃导滞膏。

不出一个月，小张喜滋滋地前来我这儿复诊，他告诉我感觉自己就像脱胎换骨一样，身体的累赘都没了似的，原本睡觉老爱做梦，可是吃药这些日子，居然能一觉到天亮，睡着的时候也不那么爱做梦了，早晨起来时，精神状态也很好。

慢性胃肠炎患者还会表现出呃逆嗳气、食欲减退、大便秘结或伴有黏液的症状，另外还可见到神疲乏力、胸闷心慌、失眠多梦、潮热汗出，甚至是焦虑抑郁等精神症状。

日常生活中，慢性胃肠炎患者更要注意对肠胃的养护，注意饮食卫生，不规律、不正确的饮食习惯（包括饮食时间，饮食方式，食物过冷、过热、过酸、过硬、过于粗糙以及过食刺激性食物等），过量饮酒、吸烟、喝大量浓茶或咖啡，都容易造成胃黏膜的损伤，引发炎症。

本病属于中医"胃脘痛""胃痞"等范畴，病位自然在脾胃，但也有可能影响到心、肝、肾功能。中医治疗以运脾和胃、温脾益肾、清胃泻热为主，加上疏理肝气、补益心气、活血化瘀、导滞消胀等方法来治疗。

开胃导滞膏

水煎药：炒麦芽 120 克、炒山楂 120 克、旋覆花 90 克、厚朴 90 克、鸡内金 90 克、枳壳 90 克、代赭石 90 克、藿香 90 克、炒白术 150 克、黄芩 120 克、荷叶 90 克、酒军 30 克。

成膏药：鳖甲胶 100 克、鹿角胶 100 克。

调味药：水梨（削皮，蒸熟，切丁）100 克、冰糖 60 克。

制作方法：将水煎药煮 2 次，每次煎出 300 毫升药液；将鳖甲胶和鹿角胶一起加入 200 毫升水中，放入蒸锅蒸熟烊化；然后，将水煎药液同烊化胶混合搅匀，上火熬煮 15 分钟，加入水梨和冰糖，和匀，放温后，装入洁净干燥的器皿之中，存放于冰箱。此

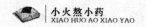

为一个月左右的膏滋量。

用药加减原则：晨起口臭者，加佩兰、八月札；夜里盗汗、口干舌燥者，加白芍、赤芍、丹皮；烦热、汗出不畅者，加柴胡、薄荷、生石膏。

服用方法：温水兑服，一次2匙（约10毫升/匙），头两周早、晚饭后各1次，第3至4周内，于中饭后服用1次，之后隔一日的中饭后服用1次，连续服用4至6周。

功效：消积导滞，清心健脾。

注意事项：本方无特殊注意事项。

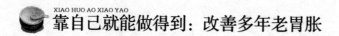

靠自己就能做得到：改善多年老胃胀

孙先生自小就容易肚子胀气、便秘、反酸，只要稍有劳累或者应酬多了，胃胀就容易发作，一发作就吃不下饭，一进食就干呕恶心。他觉得只要自己平日多加注意，偶尔吃吃健脾丸之类的，症状就会消失。可最近除了消化道系统的不适之外，偶尔还会出现心慌气短的情况，一发作他就要立刻蹲下来，捂着胸口才会好一点。

其实这就是因脾胃不好，进而影响到心脏的功能也逐渐衰退的表现。临床上消化道疾病和心脏疾病，都可能引起胃脘部靠胸骨剑突的位置疼痛。心为脾之母，二者是相生关系，二者生病与治疗都是相互关联的。

胃胀、心慌等信号，就是在告诉我们，患者已有气滞血瘀了，需要及时救治，若任其继续发展及蔓延，最终就会影响到其他脏腑。

我为其开具的活血清胃膏就具有活血化瘀、益气消胀、改善心脾二脏机能的功效。

孙先生复诊时告诉我，他的不适几乎都消失了，而且他深有体悟，一旦身体出现不适，应该马上求助于医生，而不应该自己随便乱吃中药。

其实，一旦脾胃升清降浊的功能恢复，心脏主血脉的流通就能加快，从现代医学的角度来讲，就是新陈代谢速度快了，杂质排出体外的速度就提升了，人就会健康，外表年轻，连内在机能也能"返老还童"。

活血清胃膏

水煎药：桃仁100克、红花100克、玫瑰花100克、炒白术300克、丹参100克、砂仁100克、炒麦芽100克、党参100克、五灵脂80克、陈皮100克、半夏曲100克。

成膏药：鹿角胶100克、龟板胶100克。

调味药：饴糖（麦芽糖）100克、大枣60克、生姜汁100克。

制作方法：将水煎药煮2次，每次煎出200毫升药液；将龟板胶和鹿角胶一起加入200毫升水中，放入蒸锅蒸熟烊化；然后，将水煎药液同烊化胶混合搅匀，并加入姜汁、饴糖和大枣，上火熬煮15分钟，和匀，放温后，装入洁净干燥的器皿之中，存放于冰箱。此为三周左右的膏滋量。

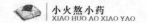

用药加减原则：大便不畅者，若为热证，加酒大黄、芦荟；若为阴虚，加火麻仁、郁李仁；若为阳虚，加生姜；若为寒证，加黑附片、干姜。失眠者，加炒枣仁、远志、夜交藤。疲劳乏力、总想睡觉者，加生枣仁、生黄芪、黄精。多梦、睡不醒者，加菖蒲、益智仁。

服用方法：温水兑服，一次 2 匙（约 10 毫升 / 匙），因为是在长夏之时服用，故服用时间为 2 至 3 周即可。头两周早、晚饭后各 1 次，第 3 周隔一日的中饭后服用 1 次。

功效：活血化瘀，益气消胀。

注意事项：本方不适合气血亏虚的患者。

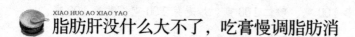

脂肪肝没什么大不了，吃膏慢调脂肪消

46 岁的曹先生，过着每天都要应酬、开会的日子已经将近两年了。近一年来他经常感觉右上腹肝区胀痛不舒，偶尔还有胸闷心慌的感觉，心情好的时候，症状较轻，也可能是因为自己没在意。但烦躁或一个人想事情的时候，症状就会变得很明显。好不容易放假休息几天，他赶紧来找我，看看能不能吃几服汤药缓解症状。我于是便问他还有什么症状，好综合判断。

曹先生边叹气边回答："我每次到家的时候就觉得自己累得不行，每天早晨猛地起身总会觉得头晕，吃饭也吃得少，吃多了就会觉得恶心、反酸。"曹先生说完，又长叹了一声气。

通常情况下，脂肪肝的自觉症状通常不明显，患者经常察觉不到，只能在体检时被发现，另外患者仅表现为轻度的神疲乏力、食欲下降、腹胀、胸闷、嗳气、反酸，大便溏稀，患者可能有肝区、胁肋部胀满等不适。脂肪肝逐渐加重，可令患者肝区疼痛胀满的表现明显，口苦、头晕目眩、神疲乏力、腹部肿胀，甚至贫血、昏厥等为重症状。

我为其检查了一下腹部，摸到他的肝脏稍有肿大，但按压着他的肝区时，他并无明显疼痛感，于是我让他先去查个 B 超，回来看结果如何再确定如何用药，因为 B 超可精准地诊断是否患有脂肪肝。果然，他的腹部超声检查结果是：肝细胞脂肪变性。

他舌质暗红，苔白稍腻，脉弦细，我判断他这是由于情志不舒所致的肝郁气滞，气滞血瘀，湿痰内停，从而导致了脂肪肝的发生。所以我用疏肝理气、化痰祛瘀之法为其开了春华消脂膏。

由于曹先生有反酸烧心的症状，查体还有肝部肿大的表现，所以我去掉了水煎药里疏肝的玫瑰花、白梅花和香附，加入了抑酸和胃理气的垂盆草、浙贝母、香橼皮。另外，由于他脂肪肝的病情不是很严重，而且二便无大碍，所以我还去掉了猪苓、决明子等利水、润肠之品。

曹先生 3 周后复诊时告诉我症状都已明显好转了，但右上腹还是偶尔会隐隐作痛，我让他坚持再吃一个疗程，毕竟脂肪肝不是一时半会儿就能形成的，治疗还得有耐心。一个半月后曹先生再来复诊时，告诉我他现在已经没事了，我让他再做个 B 超确认一下肝内情况，结果回报仍有轻度脂肪肝，但既然症状全消，脂肪肝的症状也减轻了，也就达到治疗效果了。

肥胖、过量饮酒、糖尿病是形成脂肪肝的三大主要病因。因而，脂肪肝多发于以下几种人：肥胖者、过量饮酒者、高脂饮食者、少动或缺乏锻炼者、慢性肝病患者及中老年内分泌疾病患者。

及时预防能够阻止脂肪肝的发生与发展，以正确的心态治疗，并纠正不健康的饮食与生活习惯，可有效防止肝功能受损，还可以避免脂肪肝加重，并慢慢治愈。

另外，一些日常生活中容易被我们忽略的小细节，也提示着我们的肝出现了问题，诸如时常胁肋部胀痛，心情甚是烦躁，还经常头晕乏力，饭也吃不香，觉也睡不好。若平日经常出现这些症状，您可要留心了，这些都是脂肪肝的前兆，应及时去医院排查，以免耽误疾病的救治。

脂肪肝毕竟是肝脏受损的时间过长导致，并非几周就能治愈的，所以治疗时，当以消除肝内过度的脂肪蓄积，使体能恢复正常为主要方向。从改善肝气郁结、脾虚湿盛、血瘀内滞、痰瘀互结等状况入手，遏制脂肪肝加重的趋势，缓调慢养，渐渐消除肝脏的脂肪堆积，从而达到治疗效果。

春华消脂膏

水煎药： 柴胡 100 克、枳壳 60 克、白芍 150 克、玳玳花 100 克、白梅花 100 克、生甘草 60 克、当归 100 克、猪苓 100 克、茯苓 100 克、决明子 100 克、生香附 100 克、白术 100 克、泽泻 150 克。

成膏药： 龟板胶 60 克、鹿角胶 60 克。

调味药： 灵芝粉 120 克、荆花蜜 100 克。

制作方法： 将水煎药煮 2 次，每次煎出 300 毫升药液；将龟板胶和鹿角胶一起加入200毫升水中，放入蒸锅蒸熟烊化；然后，将水煎药液同烊化胶混合搅匀，上火熬煮15分钟，放温后，再加入灵芝粉和荆花蜜，和匀，装入洁净干燥的器皿之中，存放于冰箱。此为一个月左右的膏滋量。

用药加减原则： 乏力、气短、贫血者，加黄精、熟地；口干口渴者，加生地、玄参、麦冬；大便秘结者，加番泻叶、酒大黄；小腿水肿者，加麻黄、杏仁、泽泻；打嗝、反酸、干呕者，加枇杷叶、清半夏、生姜。

服用方法： 温水兑服，一次2匙（约10毫升/匙），头两周早、晚饭后各1次，第3至4周内，于中饭后服用1次，之后隔一日的中饭后服用1次，连续服用4至6周。

功效： 疏肝解郁，理气和中。

注意事项： 本方无特殊注意事项，患者使用时只需参考用药加减原则即可。

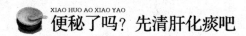

XIAO HUO AO XIAO YAO

便秘了吗？先清肝化痰吧

有一次，我在医院大厅看到一位男子吵吵嚷嚷着请大家排好队，别影响到其他人挂号。我心里还想，现在人自觉排队的意识可真的是越来越强了，看来国民的素质真的是提高了。

在我上午的问诊快要结束的时候，我看到这位面孔熟悉的男子来到我所在的诊室，我才知道，原来这位素质高的患者，是要来找我看肠胃病的。

该男子姓张，39岁。张先生告诉我，他最近便秘得厉害，4至5天才大便一次，而且大便干燥得如羊粪蛋，还伴有白色黏液。他还说自己从小就有强迫症，看到不整齐的、不按顺序排列的事物，总想去摆正，这段期间他排便状况不是很规律，弄得他心急如焚，本以为吃点香蕉、泡点蜂蜜喝应该就能管事，可是用这个方法调理了三个礼拜，就是不见效，于是赶紧上医院来瞧瞧，主要目的就是想赶紧解决宿便问题。

我又从睡觉、吃饭、小便、胃脘的感觉等方面问了问张先生有无其他的症状。张先生告诉我，他最近排尿时尿量特别少，排尿时还有疼痛、灼热感，而且颜色很深，虽然总是想喝水，但口干口苦的感觉还是经常出现，晚上睡不着觉，饭倒是吃得很多，但是不消化。

我告诉张先生，他的情况在中医来讲就叫作心肝火盛，火热与痰浊交结，扰乱心神，瘀血阻络。张先生听说我膏方配得好，也想试试用膏方治疗。我想，膏方虽然主要用于调理慢性疾病，但对于因气血不畅所导致的种种病症还是很有效果的，毕竟气血不畅不是一两天所造成的，不良的生活方式慢慢累积也会导致气血不畅。于是我给他开了清肝化痰膏，以清心疏肝，降火涤痰，化瘀通络，兼调运脾胃。

由于张先生除了肝火旺盛，还有心火旺的表现，所以我去掉了水煎药里健脾利湿的茯苓，加了清心火、活血瘀的汉三七，以及凉血清热的黛蛤散。

张先生服膏药近一周，就高兴地来复诊了，他说现在自己排便非常顺畅，心情也跟着好多了。

清肝化痰膏

水煎药：天门冬 100 克、清半夏 100 克、赤茯苓 100 克、胆南星 100 克、玄参 100 克、金礞石 100 克、钩藤 100 克、炒栀子 100 克、石菖蒲 100 克、莲子心 60 克、黄芩 150 克、黄连 60 克、炒白术 150 克、淡豆豉 100 克。

成膏药：龟板胶 100 克、鹿角胶 100 克。

调味药：荆花蜜 100 克、鲜姜汁 100 毫升、羚羊角粉 15 克。

制作方法：将水煎药煮 2 次，每次煎出 300 毫升药液；同时将龟板胶和鹿角胶一起加入 200 毫升水中，放入蒸锅蒸熟烊化；然后，将水煎药液同烊化胶混合搅匀，上火熬煮 15 分钟，放温后，再加入羚羊角粉 15 克、荆花蜜 100 克、鲜姜汁 100 毫升，和匀，装入洁净干燥的器皿之中，存放于冰箱。此为一个月左右的膏滋量。

用药加减原则：面色晦暗、舌质紫暗、心烦不安者，加桃仁、红花、归尾；烦渴、口干、大量饮水者，加生石膏、知母；不思饮食、恶心、呕吐者，加陈皮、干姜、瓦楞子；小便短赤者，加通草、车前子、草河车。

服用方法：温水兑服，一次 2 匙（约 10 毫升/匙），头两周早、晚饭后各 1 次，第 3 至 4 周内，于中饭后服用 1 次，之后隔一日的中饭后服用 1 次，连续服用 4 至 6 周。

功效：清肝泻火，健脾化痰，适合肝火扰神，脾虚生痰的强迫症患者。

注意事项：本方无特殊注意事项。

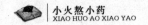

XIAO HUO AO XIAO YAO
用玳玳、合欢解郁，不再焦虑

现代人常把"焦虑"挂在嘴边，但真正的焦虑到底是怎么样的呢？

其实，焦虑症常表现出来的症状有：情绪不宁，健忘善怒，失眠多梦，口苦咽干，急躁，或见胆怯、食欲不振等。

而产生焦虑的主要原因有气郁、血瘀、化火、食积、湿滞、阴亏、血虚、肾虚精亏、精不舍志、肝血不足等。本病病位涉及五脏，治疗原则为调肝理脾，化痰利湿，益气养血，宁心安神，补肾填精以安志，兼以舒肝和胃调阴阳。总的来说，一个人会出现情志方面的问题，必定是由多种原因所导致的。

我的一位患者柴女士在骑自行车等红绿灯的时候，被一辆右转而来的汽车给撞到了，当时立即被送到医院去做检查，医院说没有大碍，柴女士的家人也就放心把她接走了。

但从那之后，柴女士总是感觉脑袋昏昏，有时候还觉得头疼，柴女士还是觉得不放心，总觉得这些症状都是那次车祸的后遗症，于是就又到医院做了全面检查，可结果还是"未见明显异常"！这样的结果并没有让柴女士放下心来，反倒让她怀疑检查结果是否准确，就这样，柴女士的情绪越来越不稳定，还觉得头疼的症状越来越严重了。她变得好发脾气、不愿理人，家人都劝她别把这件事放在心上，她却觉得没人理解她。在那之后，柴女士又看了许多神经科医师，但她坚持认为"未见明显异常"的检查结果肯定属于误诊，最后她找到了我。

其实，柴女士的头部确实没有大碍，但她缺乏的就是他人对她的理解，需要的就是有人能够正确地开导她、和她谈心。我便首先做了谈病医心的工作，既跟她解释她的病情，也同她谈到车祸后遗症可能产生的那些心理症状。就这样和她谈了不出 10 分钟，柴女士也就想和我聊聊她的心事，这就表示其实她的焦虑状态并没有发展到很严重的程度，我便建议她服用些"舒心"的膏滋方药，她毕竟还是信中医的，也相信吃了舒心药肯定能快点好，我便给她开了解郁双花膏。

柴女士在服用膏方一个半月后复诊时告诉我："唐大夫，真是太好了，我的头真的都不疼了，您开的不是舒心药而是治头疼的吧！我看我现在也好得差不多了，我已经计划好要去旅游了呢！"我听了也开心。

其实患有焦虑症的人有时是很难察觉自己的心理状态出了问题的。我的一位男病人就是因为食欲不振来的，但他真正的问题实际上是情志失调。我们消化门诊经常来一些情志病患者，所以说吃饭和情绪是分不开的，饭能吃得好，心情也舒畅。另外，遵循正确的作息时间对平稳情绪也是非常必要的，只有让阳气潜入体内，让阴血将其保藏起来，机体才能平静、沉稳、内敛。

⋯⋯⋯ 解郁双花膏 ⋯⋯⋯

水煎药：柴胡 120 克、枳壳 120 克、玫瑰花 120 克、清半夏 90 克、生香附 90 克、郁金 90 克、青皮 60 克、陈皮 60 克、川芎 90 克、茯苓 150 克、炒栀子 90 克、合欢花 100 克。

成膏药：鹿角胶 60 克、鳖甲胶 60 克。

调味药：羚羊角粉 2 克、荆花蜜 100 克。

制作方法：将水煎药煮 2 次，每次煎出 300 毫升药液；将鳖甲胶和鹿角胶一起加入 200 毫升水中，放入蒸锅蒸熟烊化；然后，将水煎药液同烊化胶混合搅匀，上火熬煮 15 分钟，放温后，再加入羚羊角粉 2 克以及荆花蜜 100 克，和匀，装入洁净干燥的器皿之中，存放于冰箱。此为一个月左右的膏滋量。

用药加减原则：心慌、心神不安者，加珍珠母；失眠多梦者，加柏子仁、茯神；怕冷，容易活动后汗出过多者，加桂枝、黄芪、党参。

服用方法：温水兑服，一次 2 匙（约 10 毫升 / 匙），头两周早、晚饭后各 1 次，第 3 至 4 周内，于中饭后服用 1 次，之后隔一日的中饭后服用 1 次，连续服用 4 至 6 周。

功效：疏肝解郁，理气和中。

注意事项：本方偏于清热，阳虚有寒体质者需加减用药。

XIAO HUO AO XIAO YAO 防治糖尿病，这样给自己的血糖做减法

糖尿病患者多为 40 岁以上中年男女，但近年来糖尿病患病人群有年轻化的趋势。最典型的糖尿病症状就是三多一少，即多饮、多食、多尿、体重减轻。另外还可伴有神疲乏力，容易皮肤瘙痒，或肢体酸沉或麻木、手指抖动、自汗出、腰酸、腹泻、男子阳痿遗精、女子月经失调等症状，严重者还可导致视力减退，甚至引发视网膜病变。糖尿病后期还会引发心脑血管疾病。

孙先生之前的健康状况一直都很好，很少生病，几乎不去医院，就连感冒都很少得。平时食欲就不错，从来也没因病耽误工作。可就在 1 年前体检的时候，他被检查出患有糖尿病。想来这与父母都是糖尿病患者有关系吧，他不敢忽视，为了更好地控制血糖，赶紧来找我诊治。

为其检查和号脉的过程中，孙先生问我，为什么像他这样从不生病的人也能得糖尿病，难道遗传的力量真的这么强大？我就问了问他平时的生活和饮食习惯，他说自己是北方人，吃饭的口味比较重。加上工作忙碌，他已经很久没去健身房了，平时连走路都少，更别说做运动了。

我告诉他，这就是病因之所在。生病都是因为生活、饮食、居处等不良习惯导致身体逐渐怠惰，令病邪有机可乘，而遗传因素只是使他生病的危险系数比别人高一些罢了。

孙先生真的是很担心自己的病情，而他又是属于肝肾亏虚型的糖尿病患者，正好符合我冬季之糖尿病的膏方组方思路。于是我赶紧为其开了冬季补肝肾、温脾阳的滋阴补肾降糖膏控制血糖、治疗糖尿病。

孙先生非常配合治疗，吃了近一个半月的膏方药，才又到我这里复诊，虽说这期间的血糖值一直都很正常，但他怕有个万一，就吃了较长时间的膏药，又改变了生活和饮食习惯。功夫不负苦心人，孙先生的血糖终于趋于正常值了。

一些糖尿病患者除血糖较高外，还伴有高血压、高血脂，对这类患者进行调理时，除控制血糖外，治疗时还应清热养阴、润肺益气、健脾和胃、燥湿化痰、滋肾阴、调阴阳，以控制血糖并预防并发症。

糖尿病足就是糖尿病的并发症之一。47 岁的倪先生就是这样一名患者。有一天，倪先生准备开车回家，但刚要起身，就突然感觉双脚脚底板疼痛不已，头也晕晕乎乎的，稍微打了一个哆嗦，接着感觉到其跖趾关节剧烈疼痛，伴有红肿、灼热及瘙痒感。他想大概一会儿就能好，于是又等待了半小时才起身，虽然还是疼痛，但稍微可以走点路了。

倪先生由太太搀扶着到医院，挂了我的号就诊。我看到倪先生时，其不舒服的关节处红肿虽然已经消退了，却开始呈暗红紫色，他说还是有灼热、压痛感。

倪先生说自己患糖尿病已经两年了，这两年来自己没怎么吃降糖药，都是靠着运动锻炼来维持血糖稳定的，但今天早晨起床时，因为头又有点晕，口干，喝了水也不解渴，于是给自己测了个血糖，值为 12.6mmol/L，血糖显然是高了。倪先生正是因为肉类食物食用过多，诱发了痛风病。

我按照消风止痛的思路来治其痛风，以养阴润燥之法治疗糖尿病、控制血糖。3周后，倪先生来复诊时，告诉我双足跖趾关节的疼痛灼热基本消失，我叮嘱他合理饮食，继续坚持控制血糖。

其实，不是说一定非要确诊为糖尿病，我们才可以用治疗糖尿病的方子，只要是出现了与糖尿病症状相似的口干多饮、容易饥饿、小便量多、频率也多，且消瘦乏力的情况，都可用本节所讨论的膏方来治疗。另外，糖尿病患者平素一定要注意控制饮食，坚持锻炼，使血糖值一直控制在正常范围中。

滋阴补肾降糖膏

水煎药： 熟地 200 克、生地 200 克、山药 100 克、山萸肉 100 克、丹皮 100 克、泽泻 100 克、茯苓 100 克、炒白术 100 克、桂枝 100 克、党参 100 克、黑附片 60 克、五味子 100 克、金毛狗脊 100 克。

成膏药： 龟板胶 100 克、鹿角胶 100 克。

调味药：荆花蜜 100 克、枸杞子 100 克、木糖醇 100 克。

制作方法：将水煎药煮 2 次，每次煎出 300 毫升药液；将龟板胶和鹿角胶 100 克，一起加入 200 毫升水中，放入蒸锅蒸熟烊化；然后将水煎药液同烊化胶混合搅匀，上火熬煮 15 分钟，放温后，再加入枸杞子、荆花蜜和木糖醇，和匀，装入洁净干燥的器皿之中，存放于冰箱。此为一个月左右的膏滋量。

用药加减原则：睡眠差者，加炒枣仁、远志；自汗者，加黄芪、参须；尿少、水肿者，加猪苓、牛膝；尿频急者，加补骨脂、桑螵蛸；口舌干燥者，加沙参、石斛养阴解渴。

服用方法：温水兑服，一次 2 匙（约 10 毫升 / 匙），头两周早、晚饭后各 1 次，后两周隔一日的中饭后服用 1 次，连续服用 1 个月。

功效：滋阴补肾，健脾温阳。

注意事项：本方不适合阳热亢盛的患者。

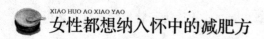

XIAO HUO AO XIAO YAO
女性都想纳入怀中的减肥方

单纯性肥胖，指的是非药物引起的，因个人体质、生活习惯、饮食等方面的调理不当而导致的体重增加，且属于难以消减的病症。减肥当以消脂降油化腻为主要治疗方向，治疗各种原因引起的肥胖，应从肝郁气滞、暑湿扰心、阴亏肺燥、肾虚精亏、升降失常等引起单纯性肥胖的原因入手。

多年前我于一场养生观交流会中，结识了当时身为幕后工作人员的古女士。由于长期用嗓，所以她说话的声音略有沙哑，还偶有咳嗽。出于职业习惯，我提醒她应早治疗，将病邪抑制在萌芽状态。会后没几天，古女士便来找我准备调理调理身体。她说最大的困扰其实是近半年来体重不断增加，虽然没有胖到十分臃肿的地步，但她总是感到非常疲劳，工作时间久了就会出现咳嗽、咽干的症状。本来她也没当回事，毕竟自己对体重也不是特别在意，但认真想想我的话，觉得还是应该吃点药调理一下比较安心。

我见她面色泛白，舌质红，少苔，脉象沉细涩，便建议她用膏方调理。考虑古女士兼有脾气亏虚之证，而实邪不明显，所以我给她开了祛油降脂膏，去掉了水煎药里的生地、元参、熟军，加入清半夏、党参及茯苓，以加强健脾益气化痰浊的功效。

经过一个月不间断的调治，古女士告诉我现在她的咳嗽基本好了，嗓子虽然偶尔也会干，但喝点水之后口干的症状就会得到缓解，不光体重减轻了，整个人也觉得很轻松，干一整天活也很有精力。

肥胖虽然是体内脂肪组织积蓄过剩的状态，食物摄入过多或机体代谢的改变均可导致体内脂肪积聚过多造成体重过度增长，但是脾失健适、痰湿内生也可导致肥胖，即痰湿型肥胖。对于这类肥胖患者不应该盲目采取减肥措施如节食、运动等，首先应该改善胃功能以促进体内水分的代谢，调整脾胃肝胆，从而从根源切断肥胖来源，达到健康瘦身的目的。

端午节前，我的诊室来了一位姓张的胖小姑娘。她坐在那儿，托着下巴颏，说话有气无力的，一看就是典型的"肥人多痰湿"表现。陪同这小姑娘来的是她的母亲，张母说："唐大夫，我女儿上高中以后，不知道是学习压力太大，还是在学校吃得不好、休息不足，每次回到家，我都觉得她有气无力、无精打采的。"

经过询问，我才知道，小张是上了高中，住校之后才变胖的，而且体重一直都在增长。虽说每周都有体育课，也会偶尔进行体育锻炼，但那点运动量肯定是不够的。我告诉小张和她母亲，小张这个不叫虚证，不适合用进补的方式进行调理，她这是虚实夹杂证，痰湿内盛，身体装了那么多不需要的黏稠的液体，不光导致肥胖，而且头脑也变得混沌，扰乱心神，人自然就会显得无精打采。由于当时正好是暑天，我便给她开了具有清心畅脾、开窍宁神兼消暑减脂功效的方剂。

小张两周后来复诊了一次，体重减轻了 2 千克，虽然不多，但见其神清气爽、肌肉硬实，想来效果不错，故嘱其继续服用共计一个半月的时间。我对她进行了两个月的随访，她体重减轻了许多，精神焕发，注意力特别集中，无特殊不适。

脾胃运化失调也可导致肥胖。脾胃运化升降为开门之法，把门开了后，再给予升清排浊，一次性将体内污垢排出体外，造成大便黏腻不爽的湿邪之患就可以解除，待脾胃运转功能恢复，自然有胃口，且污垢排出了，体重自然就会下降。

还有一些女性朋友向我反映，自己在做了人工流产后体重平均增加了 5～7 千克，这种肥胖多是因为人工流产手术后引起丘脑下部功能失衡，直接波及脂肪代谢，使皮下脂肪出现短时期的周转不灵，造成"积压"所导致的。有这种困扰的女性其实不用担心，在体内激素水平恢复正常之后，多余的脂肪会自然消减，无须刻意减肥。

······ 祛油降脂膏 ······

水煎药： 桑叶100克、百合100克、决明子60克、天冬100克、番泻叶30克、黄精100克、生山楂100克、陈皮100克、虎杖100克、生地100克、元参100克、熟军60克。

成膏药： 阿胶100克、龟板胶100克、鹿角胶100克。

调味药： 杏仁（市售、碎）60克、荆花蜜60克、黄酒300毫升。

制作方法： 将水煎药煮2次，每次煎出300毫升药液；将龟板胶、鹿角胶和阿胶一起加入300毫升黄酒中，放入蒸锅蒸熟烊化；然后将水煎药液同烊化胶混合搅匀，上火熬煮15分钟，放温后，再加入打碎后的杏仁和荆花蜜，和匀，装入洁净干燥的器皿之中，存放于冰箱。此为一个月左右的膏滋量。

用药加减原则： 恶心、反胃者，加瓦楞子、旋覆花、半夏曲；烦躁不安、夜间盗汗者，加沙参、丹皮、银柴胡，另将龟板胶改为鳖甲胶；心烦、睡不着者，加柏子仁、夜交藤。

服用方法： 温水兑服，一次2匙（约10毫升/匙），头两周早、晚饭后各1次，后两周隔一日的中饭后服用1次。连续服用1个月。

功效： 养肺润燥，耗油降脂。

注意事项： 本方有驱逐浊邪外出的成分，气血亏虚之患者不适合服用本方，或可加减用药。服膏药后若大便顺畅、次数增多属正常现象，但若腹泻不止、大便质地稀溏，需停止服药，及时就医。另外，有胃食管反流、消化道溃疡病史者，需去掉阿胶。

第四章

还您一片清新

上班族不可不知的养心清肺方

—— XIAO HUO AO XIAO YAO ——

　　鼻子是受肺肾两个脏腑管辖的，肺肾两脏要是阴液不足了，就容易鼻咽干痒，碰上气温降了，就会流鼻涕，本来阴液就不足了，再加上流鼻涕时阴液的耗损，鼻咽干燥的不适就会加重。

除烦去躁，先养心神

35 岁的翟先生是一家证券公司的职员，年底加班加点、应酬喝酒，不规律的作息时间大大影响了他的睡眠质量，他甚至养成了不喝酒就睡不着的坏习惯，即便是每天按时下班，下班后回到家中，翟先生依然觉得特别疲倦，对一切娱乐活动都不感兴趣，而且家人和他说几句话，他心里就莫名其妙地冒出一股无名火，想发脾气，自己也控制不住。

近两周，翟先生工作略有忙碌，心慌胸闷的感觉也越来越频繁，这让他越来越容易紧张、不知所措。为了能改善这一症状，提高生活质量，翟先生便来找我，打算开方调理一下身体。

由于他的病史也有三个月左右的时间了，找我调理时正值初春，此时人体阳气生发，所以翟先生烦躁发怒的症状略微加重，我就建议他吃膏药调一调，从疏理肝胆、益气通阳入手，提高精力、改善睡眠质量等。

由于他有心气亏虚、心神不宁的表现，所以我在给他开的桂龙舒心膏中去掉了舒肝理气兼补肝肾的九香虫和天麻，加了生黄芪和腊梅花。

翟先生于一个半月后来复诊，他告诉我除了大便有点不顺畅以外，心慌胸闷的感觉基本没有了，睡眠质量也好了，于是我又根据翟先生的情况加减了几味药，一方面巩固疗效，另一方面让大便顺畅。

桂龙舒心膏

水煎药：生龙齿 200 克、桂枝 100 克、刺蒺藜 100 克、葛根 150 克、玳玳花 100 克、蚕砂 100 克、北柴胡 100 克、黄芩 100 克、九香虫 60 克、八月札 100 克、生杜仲 100 克、天麻 100 克。

成膏药：阿胶 100 克、龟板胶 100 克、鹿角胶 100 克。

调味药：黄酒 300 毫升、荆花蜜 100 克。

制作方法：先将阿胶加入黄酒中浸泡一夜，第二天，将水煎药煎煮 2 次，每次煎出 300 毫升药液；将龟板胶和鹿角胶一起加入泡有阿胶的黄酒中，放入蒸锅蒸熟烊化；然后，将水煎药液同烊化胶混合搅匀，上火熬煮 15 分钟，放温后，再加入荆花蜜和匀，装入洁净干燥的器皿之中，存放于冰箱。此为一个月左右的膏滋量。

用药加减原则：视物不清、头昏眼花者，加枸杞子、菊花；头晕、耳鸣者，加金毛狗脊、功劳叶；小便频数，或男子阳痿遗精者，加生黄芪、血余炭、韭菜籽、益智仁；烦躁易怒者，加黄连、炒栀子。

服用方法：温水兑服，一次 2 匙（约 10 毫升／匙)，头两周早、晚饭后各 1 次，第 3 至 4 周内，于中饭后服用 1 次，之后隔一日的中饭后服用 1 次，连续服用 4 至 6 周。

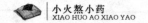

功效：升阳化气，疏肝利胆，适合阳气郁滞在内、失于条达的心慌胸闷患者。

注意事项：患者需确诊为非器质性病变，若有实质性病变，诸如心血管疾病、外伤、胃肠道疾患等，都需在医师指导下进行治疗，并可配合本节方药辅助治疗。另外，有胃食管反流、消化道溃疡病史者，需去掉阿胶。

XIAO HUO AO XIAO YAO
治愈率 99% 的全效鼻炎方

24 岁的韩小姐，平时由于工作忙碌而疏于照顾自己，也不怎么会照顾自己，经常感冒。每次感冒，她都是自己买几盒中成药吃吃就挺过去了。

可是近半年来，她发现自己每天早晨刚起床时，都会连续打几个喷嚏，接着流清鼻涕，每次都得这样折腾十多分钟才能停止。她一直没有意识到自己的症状可能是由鼻炎引起的，所以也没往过敏性鼻炎方面想。最近她因为肠胃不好来找我治疗，通过诊脉，我发现她患了过敏性鼻炎，即鼻腔黏膜有炎症。而这炎症之所以一直不消退，与她营养不足、添衣加被不及时，导致感受寒凉、脾胃虚弱、肺气不足有关。

韩小姐说自己除了晨起要打喷嚏、流鼻涕之外，肚子也经常不舒服，但用寒痛乐暖贴一下腹部不适就会缓解。另外，她经常没有食欲，一下班就累得不行，睡觉时老是做梦，睡得还很轻，一宿下来最少也得醒两三次，每天早晨起来总觉得脑袋昏昏沉沉的，睡觉时好像自己一直在想事情。

其实，像韩小姐这样的鼻炎患者并不少见，除了打喷嚏、流鼻涕之外，患者还会表现出鼻痒、喉部不适、咳嗽等症状，遇到干燥、刮风等天气时这些症状就会加重，在雨天症状则会减轻，另外，在室外发作的次数要比在室内少。春夏交替之际是过敏性鼻炎的高发季，所以，过敏性鼻炎还有个很好听的名字，叫花粉过敏症。

中医认为，过敏性鼻炎即是鼻腔黏膜和黏膜下组织炎症，实则是肺肾气虚，导致容易沾惹外感风寒之邪而发之病，根源在于自身免疫系统出了问题，因此治疗主要从肺、脾、肾三脏的"虚"入手，主要以温阳、固表、祛风、散寒为治疗手段。

由于她是春季来找我看病的，因此我给她开的方子要从柔肝入手。因为肝和肺为一组维持气机升降的配对，肝主升而肺主降，所以总的治疗方针是柔肝敛肺，健脾疏风，散寒固表。

我给她开了抗敏膏方，由于她睡眠质量不是太好，所以我在水煎药里加了百合和炒枣仁。

韩小姐连续服用这个膏方一个多月，过敏性鼻炎已经好多了，虽然有时候穿得少了，还是容易流涕、打喷嚏，但次数已经明显减少了。另外，她睡觉还是不太安稳，于是我又调整了她的处方，重点调理她的睡眠问题，同时我嘱咐她别在自己身体情况刚刚见好时，就不注意生活习惯，平日应按时吃饭，保持心情愉悦，舒缓压力，在条件允许的情况下，每周坚持锻炼身体。

另外，我还告诫她应少吃冰激凌、生冷食品等寒凉食物，避免喝冰水

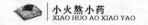

并注意不要受寒凉。生活方式上应注意劳逸结合，保持良好精神状态，保持室内干净、不潮、不燥等。

韩小姐这样体质的人群很多，20世纪90年代正值春天，我到日本去研修，日本青年人中患此病的人很多，他们用我开的膏方治疗后，效果都很好。因此我认为只要对症治疗，坚持锻炼身体，科学饮食，您的过敏性鼻炎也一定会被治愈。

……❧ 抗敏膏方 ❧……

水煎药：白芍90克、生黄芪120克、炒白术100克、防风100克、当归100克、辛夷100克、苍耳子100克、菖蒲100克、蝉蜕60克、炙甘草60克、太子参100克、五味子60克、细辛30克、桂枝100克、干姜100克。

成膏药：龟板胶100克、鹿角胶100克。

调味药：荆花蜜100克。

制作方法：将水煎药煮2次，每次煎出300毫升药液；将龟板胶和鹿角胶一起加入200毫升水中，放入蒸锅蒸熟烊化；然后，将水煎药液同烊化胶混合搅匀，放温后，再加入荆花蜜，搅匀，装入洁净干燥的器皿，存放于冰箱备用。此为一个月左右的膏滋量。

用药加减原则：本方不宜加入过多温阳、补肾之品。容易上火者，可加知母、麦冬、石斛；容易腹泻者，可加大生黄芪、炒白术的用量。

服用方法：温水兑服，一次2匙（约10毫升/匙），头两周早、

晚饭后各 1 次，后两周隔一日的中饭后服用 1 次。连续服用 1 个月为 1 个疗程。

功效：柔肝敛肺，疏风固表，适合心肺气虚或因虚而致的过敏性体质患者。

注意事项：若是在服药期间发病，应立即暂停服用。痰热阴虚体质者可少量服用，若未有上火、口干问题，即可照着服用方法服用，或在基础方中加上知母、麦冬等清热养阴之品。

XIAO HUO AO XIAO YAO
缓解鼻咽干燥，乌梅玉竹配良方

阴虚体质的人，只要天气一变或环境一改变就容易这儿干那儿燥。鼻子是受肺肾两个脏腑管辖的，肺肾两脏要是阴液不足了，就容易鼻咽干痒，嗓子老是哼哼，碰上气温降了，就会流鼻涕，本来阴液就不足了，再加上流鼻涕时阴液的耗损，鼻咽干燥的不适就会加重。

27 岁的小胡由于工作繁忙，经常睡不好觉、昼夜颠倒，吃饭也不是很规律。最近他老觉得嗓子干，连说话都费力，只要一休假，放松下来了，早晨起床就流涕不止，所以说太放松不行，紧张压力大也不行。

通过诊脉，我判断小胡的问题在于肺气虚损得严重，阴虚尤为明显，加上阳气不足，难免容易招惹外来邪气的入侵。不过最主要的还在于他的心态,虽说他非常热爱他的职业,但是一定要找到工作与休息之间的平衡点,一定要以良好的精神状态来为这行业奉献自己的热情,所以服药调理自身的健康状况对小胡来说是至关重要的。

针对小胡的情况,我给他开了梅竹固表膏,由于他脾胃问题不大,所以我去掉了水煎药里的白芷。又由于他肺气虚较明显,而阳气也虚,还有流涕不止的情况,所以我在膏方原有药材的基础上又增加了一味川贝母。服药一个月后,小胡的状况得到了明显的好转,他也因此得出了一个结论,工作就是享受辛勤,休息就是享受悠闲,既要在辛勤中找悠闲,也要在悠闲中找紧凑感。连续服用了半年膏方,小胡的症状就好了,再也没有复发。

梅竹固表膏

水煎药:乌梅200克、苍耳子150克、生黄芪300克、辛夷120克、白芷100克、防风100克、荆芥100克、玉竹100克、炒白术100克、诃子100克、柴胡60克、炙麻黄30克、五味子100克、西洋参60克、细辛20克、薄荷(第一煎时需后下)60克。

成膏药:龟板胶100克、鹿角胶100克。

调味药:藕粉(市售,无糖)100克、荆花蜜100克、玫瑰酱30克。

制作方法:将水煎药煮2次,每次煎出500毫升药液;将龟板胶和鹿角胶一起加入200毫升水中,放入蒸锅蒸熟烊化;然后,将水煎药液同烊化胶混合搅匀,放温后,再加入藕粉和荆花蜜,和匀,装入洁净干燥的器皿之中,存放于冰箱。此为三周左右(按一日 2 次计算）的量。

用药加减原则：气阴皆有虚象，即有乏力、口干等症的患者，可将西洋参换成太子参。

服用方法：一次取 2 匙（约 10 毫升 / 匙），用温水兑服，头两周早、晚饭后各 1 次，后两周隔一日的中饭后服用 1 次。连续服用 4 至 6 周。

功效：适合阴虚之阴津不足、燥伤肺肾的过敏性鼻炎患者。

注意事项：发热、急性炎症发作患者慎服。对麻黄过敏患者应去掉麻黄，或可换成炒栀子、苦杏仁。

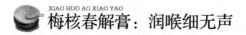

XIAO HUO AO XIAO YAO
梅核春解膏：润喉细无声

梅核气主要以咽喉部有异物感、咽之不下、咯之不出、时发时止为主要特征，或可有蚁行、闷塞、棉絮等感觉，常伴有精神抑郁、心烦胸闷、多疑猜忌、胁肋胀满、干咳无痰、食欲不振、有饱胀感、消瘦乏力等症状，妇女还可能会伴有月经不畅、痛经等症状。梅核气属于西医咽部神经官能症的一种，有人认为该症与胃食管反流、支气管过敏有关，并非器质性病变。女性是该症的高发群体，但情绪抑郁的男性也可能患这种病。

梅核气主要是因为情志不畅导致肝气郁结，郁气循经上逆，结于咽喉造成肺气不畅，或乘犯脾胃导致运化失调，津液输布异常而凝结成痰，痰气凝结于咽喉所致。患者在工作忙碌、专心做事或睡着时，感觉不到症状的存在，闲暇或情绪激动时会感到症状加重。

由于本病主要因情志不畅所致，因此细心开导、解除其思想顾虑及猜疑，有利于患者病愈。

张女士有一次跟丈夫发生了口角，隔天就觉得喉咙有异物感，吞不下，咯不出，吃饭时没有食欲，没吃几口饭菜就觉得饱胀。大便不顺畅、质地干硬，于是到我这儿来看门诊。

我对张女士的第一印象就是她没有精神，还没坐下来就一直叹气。张女士告诉我，只有一直叹气才会觉得舒服点，不仅仅是喉咙好像有东西卡住，连心里也憋闷得厉害。她说这一年多来，老是管不住自己的脾气，动不动就跟家里人发火，事后又后悔不已，可是又无法控制自己的暴躁脾气，搞得家里火药味很浓，她自己也感到很心烦。

我在确定她喉咙真的没有大碍之后，问她："您觉得吞咽有困难吗？是不是老觉得两胁肋胀满不舒服？"张女士回答说："吞口水、吃饭都没有问题的，还时常觉得反酸、烧心、口苦。胁肋有时是会胀满，您说得没错。"

分析张女士的病情，我看她属于肝气郁滞结合痰火凝聚在咽喉部了，就她的情况，吃汤药还不够，毕竟张女士的病史追溯起来也有一年之久了，恐怕肝气郁结不只影响到了咽喉部。于是我给张女士开了梅核春解膏，以期疏肝解郁、理气通便、化痰宽中。

张女士两周后来复诊过一次，当时觉得病灶都消失了，大便也通顺了。但一个月后再来复诊时她告诉我，她的症状又复发了，我一问之下才知道，原来她一时情急又跟丈夫小吵了一架。我于是劝张女士，只有心情平静，避免情绪出现大的波动，避免争执吵闹，才是治病的关键和保持家庭和睦的良药。我想张女士是听从我的劝告了，之后我对其随访了3个月，以上诸症都没有再复发。

火热、湿热等邪易加重痰凝不散，故饮食上应忌辛辣、油腻；另外，酒助湿热，且能生痰湿，痰火交结在嗓子里，会产生灼热的异物感，因此，患者平日也不宜饮酒过量。

梅核春解膏

水煎药：玳玳花100克、玫瑰花100克、柴胡90克、黄芩100克、桔梗60克、桂枝100克、清半夏100克、旋复花60克、厚朴100克、茯苓150克、郁金100克、香附100克、菖蒲120克。

成膏药：龟板胶100克、鹿角胶100克。

调味药：绿茶（泡于每一煎的药汤中10分钟后捞起）1撮、荆花蜜100克。

制作方法：将水煎药煮2次，每次煎出300毫升药液；将龟板胶和鹿角胶一起加入200毫升水中，放入蒸锅蒸熟烊化；然后，将水煎药液同烊化胶混合搅匀，上火熬煮15分钟，放温后，再加入荆花蜜，和匀，装入洁净干燥的器皿之中，存放于冰箱。此为一个月左右的膏滋量。

用药加减原则：心慌者，加柏子仁、丹参；腹胀者，加枳壳、大腹皮；失眠多梦者，加炒枣仁、夜交藤。

服用方法：温水兑服，一次2匙（约10毫升/匙），头两周早、

晚饭后各 1 次，第 3 至 4 周内，于中饭后服用 1 次，之后隔一日的中饭后服用 1 次，连续服用 4 至 6 周。

功效：疏肝理气、解郁宽中。

注意事项：使用本膏方调理前，需明确知道所患病非器质性病变，若有气道或食道的器质性病变，必须到相关科室就医治疗。

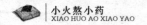

常备归母消瘿膏，防治甲亢有奇效

甲亢即甲状腺功能亢进，主要是由甲状腺激素分泌过多导致，是一种常见内分泌疾病，简称甲亢，俗称"大脖子病"。其症状多表现为吃得多，容易饿，消瘦乏力，怕热多汗，心慌胸闷，心跳加快，情绪激动，容易急躁、紧张，以及失眠不寐等，还可能有消化不良、经常拉稀的表现，查体可有眼球突出、四肢颤抖等特征。

一次，我坐火车到外地开会，坐我旁边的小伙子一看就是甲亢患者。只见他眼球突出、面红人消瘦，还老在擦汗，嫌空调温度太高，一直在低声抱怨。我想既然和人家有缘分同行，不如跟他聊聊天，转移他的注意力，看能不能让他感觉自在些。

聊天过程中，我得知，小伙子姓李，得知自己患病已经有半年了，他觉得自己生病是因为受工作环境影响，于是他就换了个工作，可几个月过去了，他的病还是不见好，这次就想着回老家静养一段时间，看是不是对康复有帮助。

我原本想给他个泡茶的小方子，帮助控制他的病情，哪怕只能减轻他的痛苦也好。后来，小李见和我聊得十分投机，又在交谈过程中得知我是名中医，直说只要我开个方，他一定有办法把药给抓齐，我想，不如给他开个对症的膏方，制作不繁杂，好吃而且可以持久服用。在更进一步的沟通中，小李告诉我他还有头晕目眩、口眼都容易干燥、失眠的情况，我判断小李的症状应该是肝火上炎、阴虚痰扰之证，故我以滋阴泻火、祛痰固表，兼以止汗为法，为其开了归母消瘿膏。

我和小李后来没有再见过面，不过他倒是隔一段时间就会给我打个电话或是发条短信，告诉我病情的发展。

刚吃膏药两周的时候，小李明显觉得见好，可服膏药快4周的时候，症状虽减轻但还是存在，大汗出、口眼干燥的表现已经没了，他还是觉得效果平平。到了第6周的时候，小李发现，症状确是明显好转了。他这才明白，不是药力不够，而是太心急了，天天只盯着自己的症状是不是没了，其实药效已经在慢慢显现了。

中医看病就是辨证论治，专门预防或治疗某一种疾病所有症候的方子基本上是不存在的。就算服用中成药，身体情况、体质不同的人，也会有相应的配伍使用方法，根据我多年的经验，这样做效果最好。

杨女士体检的时候被查出甲状腺激素水平偏高，医生说，虽然目前还没有什么较为明显的体征能够确诊她是甲亢患者，但早期治疗与预防对其有利无弊。于是，杨女士就来了我这里，想让我帮她想个办法去预防甲亢。

杨女士不想吃药，希望我能给她一些食疗的方子预防甲亢，毕竟"是药三分毒"嘛。我真是被她想要预防疾病又不想吃药的矛盾心理给难住了，于是我就告诉她，要想治好疾病的话最好还是能先吃一段时间的中药，同时可以用食疗的方法辅助治疗。我告诉她不要一天到晚想着自己可能有这样那样的病，只要吃方便又不难吃的膏方药就能预防她的疾病。

杨女士一听，面生欢喜，于是就让我务必开药。我想杨女士既然已经化验检查过，就可以照着平时有的症状体征来辨别症候。杨女士虽无具体的大汗出、怕热、心慌、多食等表现，但平时总有口干舌燥、夜里烦躁、睡觉时盗汗多梦的症状，我观察了她的舌象与脉象，发现其舌尖红，苔少质偏干，脉则为沉细紧，于是我断定杨女士的症状为阴虚阳亢，心气不宁证，治疗时应以滋阴潜阳、益气宁心为法。

经过一段时间的调理之后，杨女士再次查了自己甲状腺激素水平情况，结果显示正常。她拿着化验单前来询问我是否还要吃药。

我告诉她，把剩下的膏吃完就行，只要服药期间没有感冒、没有例假就完全可以继续服用，另外，还要注意避免受风寒，保持心情舒畅也是非常关键的。

归母消瘿膏

水煎药： 当归 150 克、知母 100 克、黄芩 150 克、黄连 30 克、生地 300 克、熟地 300 克、生芪 250 克、浮小麦 60 克、煅牡蛎 250 克、清半夏 100 克、夏枯草 60 克、防风 100 克、菖蒲 150 克、郁金 150 克。

成膏药： 鹿角胶 60 克、龟板胶 60 克、鳖甲胶 100 克。

调味药：藕粉（市售，无糖）100克、荆花蜜100克。

制作方法：将水煎药煮2次，每次煎出300毫升药液；将鳖甲胶、龟板胶和鹿角胶一起加入200毫升水中，放入蒸锅蒸熟烊化；然后，将水煎药液同烊化胶混合搅匀，上火熬煮15分钟，放温后，再加入藕粉和荆花蜜，和匀，装入洁净干燥的器皿之中，存放于冰箱。此为一个月左右的膏滋量。

用药加减原则：失眠不寐者，加炒枣仁、百合；腹痛、泄泻者，加白芍；容易上火、紧张者，加远志肉、香附、柴胡。

服用方法：温水兑服，一次2匙（约10毫升/匙），头两周早、晚饭后各1次，后两周隔一日的中饭后服用1次，连续服用4至6周。

功效：滋阴泻火，祛痰固表。

注意事项：肝阳上亢症见头晕目眩、两胁胀痛、烦躁易怒者不适用本方。

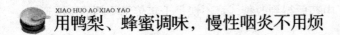

用鸭梨、蜂蜜调味，慢性咽炎不用烦

杜先生来我这儿看诊的时候，我真的对他感到有点头痛了，因为他太内向了，我问一句，他就答几个字，前前后后我不知问了多少个问题，才大致了解

了他的情况。原来杜先生生性内向，不善与人交往和沟通，邻居朋友都觉得他孤僻。也因为这样，他没有几个知心朋友，遇到事情习惯自己一人去解决，平时也一直闷闷不乐的，只能靠抽烟来缓解紧张急躁的情绪。

我笑着跟他说："我总算弄明白了，大概香烟是你最好的朋友了吧。"这一句话总算打开了杜先生的话匣子，他告诉我不知道是不是因为烟抽多了，最近老是觉得嗓子里好像有枣核状物梗塞感，咳也咳不出来，症状时轻时重，有时还感觉好像有棉絮在挠喉咙一样，极不舒服。

听了他的描述，我建议他先上耳鼻喉科去查一下看咽喉部位有没有真的长什么东西，再考虑下一步吃药的问题。

杜先生赶紧去做了耳鼻喉检查，做完检查后他告诉我说，耳鼻喉的大夫说他有轻微的慢性咽炎。我想这是由长期抽烟所导致的，并无大碍。至于异物感、有棉絮在挠嗓子等感觉，在我分析看来，应该是燥痰扰乱于咽部，加上常年的肝郁气滞所导致的。于是我嘱咐他凡事都要想开点，尝试与人多交流、多沟通，而交流首先就从与老伴沟通开始。针对杜先生的症状，我给他开了梅核利肺秋润膏。

一个月后，杜先生在爱人的陪同下来找我复诊，俩人虽低声细语，但有说有笑，完全像变了个人。我心想，这老祖宗的药方子也太神奇了，疏肝就是舒肝，肝气通达，人也就舒心了，情绪闷闷不乐、个性孤僻独来独往的，都能在吃了中药后得到改善，真不愧是千年传承不朽的中医奇方，果然一试便奏效。

梅核利肺秋润膏

水煎药：丹皮 100 克、香附 100 克、炒栀子 100 克、清半夏 100 克、枸杞子 100 克、罗汉果 100 克、茯苓 100 克、麦冬 100 克、北沙参 100 克、川楝子 50 克、菊花 100 克、苏叶 100 克、淡豆豉 100 克、薄荷（后下）60 克。

成膏药：鳖甲胶 100 克、鹿角胶 100 克。

调味药：鸭梨（榨汁）100 毫升、荆花蜜 100 克。

制作方法：将水煎药煮 2 次，每次煎出 300 毫升药液；将鳖甲胶和鹿角胶一起加入 200 毫升水中，放入蒸锅蒸熟烊化；然后，将水煎药液同烊化胶混合搅匀，上火熬煮 15 分钟，放温后，再加入鸭梨汁和荆花蜜，和匀，装入洁净干燥的器皿之中，存放于冰箱。此为一个月左右的膏滋量。

用药加减原则：口苦、胁肋胀痛者，加柴胡；咳嗽咯痰者，加杏仁、川贝、枇杷叶；声音嘶哑者，加蝉蜕、凤凰衣。

服用方法：温水兑服，一次 2 匙（约 10 毫升/匙），头两周早、晚饭后各 1 次，第 3 至 4 周内，于中饭后服用 1 次，之后隔一日的中饭后服用 1 次，连续服用 4 至 6 周。

功效：养肝利肺，润燥涤痰。

注意事项：本方偏于养阴，阳虚之人需添加温阳之品。

XIAO HUO AO XIAO YAO
感冒之后胸闷，往往源于长期疲劳

感冒的病因是多种多样的，常见的就是外邪侵犯肺卫，也就是人体的第一门户——呼吸道，表现为咳嗽、流涕、鼻塞等症状。若是胃肠型感冒，邪气跳过肺直接侵犯脾胃，还可以表现为腹泻、头昏、四肢无力；但也有侵犯心肝的，这种比较不典型的感冒症状也比较独特，患者变得比较胆小，容易受惊吓，做噩梦，或者出现心慌、胸闷、气短等情况，这便是由于邪气入侵使得心神不宁、气虚胆怯而造成的。因此，单就感冒来说，治疗的时候自然是先抓主要症状，兼顾次要症状，主要症状消失之后，再调治剩余症状，兼以扶正固表抵御外邪侵袭。

舒先生便是我治过的一位容易受惊吓、时常心慌胸闷的患者，他的这些症状就是在感冒受凉后出现的。

舒先生是一名工地的监工，平时和手下们相处得像是一家人似的，时不时地也加入到干活的行列中，什么都帮着干，生怕底下的工人稍有不慎受了伤。这一日，舒先生需要同时跑两个工地，时间稍微有些紧张，可能因为添减衣物的不及时，一下热一下冷的，回到家后便开始出现声音嘶哑的症状，因为并没有伴着咳嗽流涕的症状，舒先生也就没有放在心上。可到了第二天早晨，舒先生醒来后妻子却跟他说，昨天夜里舒先生可能是做噩梦了，妻子看到他表情惊恐，时不时还有呼唤声。舒先生当时认为这也许是前一天太劳累的关系，所以也就没放在心上，直接就去上班了。上午还没什么事，可到了傍晚的时候，舒先生就感到心慌得厉害，上个楼梯还觉得气喘吁吁的。

　　回家后，舒先生漫不经心地讲了这些症状给他的妻子听，妻子觉得不太对劲。因为她和我的妻子认识，于是隔天上午就赶紧打电话给我妻子，想请我看一下舒先生的症状到底是怎么回事。正好那天是周日，我便透过两家妻子之间的联络，请舒先生在周一来找我看一下，我好下判断。

　　隔天一早，舒先生来找我时，我让他先赶紧去做一个心电图，再做分析。待心电图报告回来，报告显示一切正常，我就放心地给他开药了。

　　因为他感冒才三天，我不能过早地让他服用膏方，因此我先开了三服治他感冒的汤药，并嘱咐他吃完药再过来复诊。这三服药吃下去之后，舒先生再来我这儿复诊时，声音嘶哑已经转好，但他告诉我还有点心胸憋闷，于是我又给他开了理血宁心膏，以消除他长期以来的疲惫感，治一治这憋闷的问题。

　　由于舒先生长期疲劳，气滞之象较血瘀明显，所以我将水煎药里的血余炭、远志换成了八月札、蔓荆子。另外，用香橼替代佛手，用夜交藤替代络石藤，从而达到理气、养心、健脑的效果。此方也可用作受惊后，气虚胆怯、心神不安之患者的调理。

　　三周后，我给舒先生打电话询问其病情，舒先生告诉我，他的感冒已经完全康复了，胸口憋闷的症状也早就没了，现在正全身心投入工作中，忘了再找我复诊。之后我每隔几周都会询问舒先生症状是否再次出现，并嘱咐他千万不要过于操劳，在条件允许的情况下进行适度的体育锻炼、坚持饭后散步，只有调养好身体才有精力在事业上冲刺。

理血宁心膏

水煎药：清半夏 100 克、竹茹 100 克、枳实 100 克、陈皮 120 克、血余炭 90 克、桂枝 100 克、当归 60 克、远志 90 克、炒枣仁 150 克、桔梗 100 克、佛手 120 克、络石藤 100 克。

成膏药：阿胶 60 克、龟板胶 100 克、鹿角胶 100 克。

调味药：荆花蜜 100 克、黄酒 300 毫升。

制作方法：先将阿胶加入黄酒中浸泡一夜，第二日，将水煎药煎煮 2 次，每次煎出 200 毫升药液；将鳖甲胶和鹿角胶一起加入泡有阿胶的黄酒中，放入蒸锅蒸熟烊化。然后将水煎药液同烊化胶混合搅匀，上火熬煮 15 分钟，放温后，再加入荆花蜜和匀，装入洁净干燥的器皿之中，存放于冰箱。此为三周左右的膏滋量。

用药加减原则：久咳伴腰酸者，将阿胶用量加至 100 克，添加百部、紫菀；胸胁疼痛者，加赤芍、白芍、柴胡、桂枝；胃口差者，加生地、石斛、茯苓；乏力、贫血者，加当归、何首乌。

服用方法：温水兑服，一次 2 匙（约 10 毫升 / 匙），因为是在长夏之时服用，故服用时间为 2 至 3 周即可。头两周早、晚饭后各 1 次，第 3 周隔一日的中饭后服用 1 次。

功效：定惊凝神，通阳化郁，适合气虚而阳气郁滞、心虚胆怯，或痰扰心神的患者。

注意事项：血虚的患者慎用，或可在方中添加养血药；另外，有胃食管反流、消化道溃疡病史者，需去掉阿胶。

第 五 章

胜过名贵补品

从内在调整男女生殖系统疾病

XIAO HUO AO XIAO YAO

古人曾说，女子在来月经前，主要从肾论治，在来月经后，就以肝为治疗重点，而绝经后，就以健脾气温脾阳为主要的调理方向了。

补足气血百病消：月经失调的保养方法

正所谓心主血脉，心血不足，人就会心慌胸闷乏力；肝藏血，肝血亏虚，就会面色萎黄或苍白，情绪容易抑郁低下；脾主统血，统血能力不足，就容易造成失血疾患；冲任由阳明经所管辖，阳明燥热，热灼阴血，就会引起血燥；或者脾胃功能低下，加上肝肾失调，那么月事就会来而不顺，经血通行不利。

所以，对女性而言养血是至关重要的，养血不光要补血，还要行血。因为只有血行才会推动气行，这样气血才会调和，阴阳才会平衡。

我的一位患者叶女士就是经常的月经延后、量少，小腹隐痛，喜揉按、厌寒凉，而且四肢冰凉、食欲不好、容易胀气、腹泻，而这就是后天脾胃和先天肝肾都不足的表现。但她当时来找我看病最想解决的，是脸色不好、有面斑，而且面部皱纹逐渐增多的困扰，因此我以滋补肝肾、育阴消斑为法，给她开了二地育阴消斑膏。

叶女士吃了一个多月的膏药后，面色明显变得红润有光泽，而且面斑也少了。他还告诉我，服用膏方之后，皮肤也变得比较紧致，皱纹确实在减少。虽然我不认为人一定要去改变自然衰老的表现，但是若靠中医中药的治疗，能够带给患者一定的疗效，使得患者心情愉悦舒畅，我想，那未尝不是一件值得去推广的事！

二地育阴消斑膏

水煎药：生地黄100克、熟地黄100克、菟丝子100克、牡丹皮100克、山药100克、泽泻100克、土茯苓100克、石斛100克、白菊花100克、白蒺藜100克、山萸肉100克、九香虫50克。

成膏药：阿胶250克、鳖甲胶250克。

调味药：桂圆肉100克、荆花蜜100克、黄酒300毫升。

制作方法：先将阿胶和鳖甲胶加入黄酒中浸泡一日。隔日，将水煎药煮2次，每次煎出300毫升药液；将浸泡好的阿胶、鳖甲胶放入蒸锅蒸熟烊化；然后，将水煎药液同烊化胶混合上火煎熬15分钟并搅匀，放温后，再加入100克荆花蜜和桂圆肉，和匀，装入洁净干燥的器皿之中，存放于冰箱。此为一个月左右的膏滋量。

用药加减原则：胸闷胁胀、经常叹气者，加郁金、香附、柴胡、栀子；食欲不振者，加半夏、生姜、炒麦芽；心慌、气短者，加柏子仁、茯神、远志；大便秘结者，加当归、酒大黄。

服用方法：温水兑服，一次2匙（约10毫升/匙），头两周早、晚饭后各1次，第3至4周内，于中饭后服用1次，之后隔一日

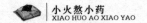

的中饭后服用1次，连续服用4至6周。

功效：滋补肝肾，育阴消斑。

注意事项：服药期间要放宽心胸，勿急躁发怒。另外，有胃食管反流、消化道溃疡病史者，需去掉阿胶，或可换成益母草膏。

XIAO HUO AO XIAO YAO
气血足则百病无：痛经患者不可不知的调养方

我的一位患者靳女士，因为贪凉饮冷，经常痛经，饮食也不是很规律。另外，靳女士的面色非常晦暗，这正是贫血的征兆。

靳女士还告诉我，近半年来，她更年期的症状特别明显，先是月经开始紊乱，到这一次看病已经有两个月没来月经了，而且经常是到了下午就一下子烘热汗出，平时烦热手脚心出汗，路走多了脚就肿，而且浮肿不容易消，还容易心里闷、疑心病特别重，总觉得好像大家都看出她正在从中年迈向老年而嘲笑她。

我跟她说，其实一切都只是她想太多了，什么从中年迈向老年，只要她有心，愿意活得青春自在，那她就永远是"青少年"啊。经我这么一开导，靳女士哈哈大笑。

接着就是开方子了，月经不调、心中憋闷烦躁加上烘热盗汗、五心烦热、面色晦暗，这是心肾不交、脏腑精血不足的表现，治疗时应以滋阴降火、交通心肾为主。我给她开了连斛丹桂膏。

都说相信医生相信治疗，基本上病就好了一半。靳女士服用了将近2个月的膏方之后，最明显的变化就是心境开阔，而且服药之后，她的面色也变得红润了，经期腹痛的征兆也基本消失了。

······ 连斛丹桂膏 ······

水煎药：黄连 30 克、巴戟天 100 克、淫羊藿 100 克、石斛 150 克、白芍 100 克、五味子 60 克、当归 100 克、丹皮 100 克、川续断 100 克、川牛膝 100 克、覆盆子 100 克。

成膏药：阿胶 250 克。

调味药：肉桂粉 30 克、荆花蜜 100 克、黄酒 300 毫升。

制作方法：先将阿胶加入黄酒中浸泡一日。隔日，将水煎药煮 2 次，每次煎出 300 毫升药液；将浸泡好的阿胶放入蒸锅蒸熟烊化；然后，将水煎药液同烊化胶混合上火煎熬 15 分钟并搅匀，放温后，再加入肉桂粉和荆花蜜，和匀，装入洁净干燥的器皿之中，存放于冰箱。此为一个月左右的膏滋量。

用药加减原则：乏力、健忘者，加远志、益智仁、补骨脂；小便频急者，加龙骨；夜尿多者，加生黄芪、桑螵蛸。

服用方法：温水兑服，一次 2 匙（约 10 毫升/匙），头两周早、晚饭后各 1 次，第 3 至 4 周内，于中饭后服用 1 次，之后隔一日的中饭后服用 1 次，连续服用 4 至 6 周。

功效：滋阴降火，交通心肾。

注意事项：本方补气之力较弱，气虚的患者使用时需添加益气之品。另外，有胃食管反流、消化道溃疡病史者，需去掉阿胶，并将水煎药的煎煮时间延长 2 至 3 小时。

XIAO HUO AO XIAO YAO
补脾肾就是改善经血量的天然补血方

姚女士因近一年来月经有些紊乱而来就诊。我第一眼看到她的时候，发现她面色萎黄，目下稍暗，口唇色白，一看就是脾肾亏虚。

正如我所料，她的月经不是很规律，经常延后，月经量不太多，经血颜色淡。经常尿频、腹泻，另外，姚女士的食欲也不大好。像姚女士这样的病例十分常见，多是因工作太忙碌了，压力太大，或者责任心太重，做事力求完美引起的。

其实，正常的月经可以提高女性的抵抗力、对疾病的耐受力等，可降低女性患癌几率，同时还可以促进血液循环，时常造新血，让新陈代谢加快速度，对身体有一定的好处。

脾肾两虚型月经失调者，宜采用补肾益脾、培元固本之法来治疗，长夏时节更宜用此法调补。我为姚女士开了培元补血膏。

姚女士吃了近一个月的膏药后，精神状态就得到了很好的改善，停药后的第一次月经，月经量就比之前多多了，颜色也不像之前那样淡暗了，而且在吃药期间，尿频的现象渐渐消失了，连起夜上厕所的次数也少了，最多一晚一次，效果不错。我对姚女士随访半年，她的月经都正常。

<h2 align="center">培元补血膏</h2>

水煎药：党参100克、生芪150克、炒白术150克、炙甘草90克、熟地200克、川断120克、桑寄生120克、补骨脂120克、菟丝子120克、茯苓150克、白芍120克、何首乌120克、全当归120克。

成膏药：阿胶250克。

调味药：荆花蜜100克、黄酒300毫升。

制作方法：先将阿胶加入黄酒中浸泡一日。隔日，将水煎药煮2次，每次煎出200毫升药液；将浸泡好的阿胶放入蒸锅蒸熟烊化；然后，将水煎药液同烊化胶混合搅匀，上火熬煮15分钟，放温后，再加入荆花蜜，和匀，装入洁净干燥的器皿之中，存放于冰箱。此为三周左右的膏滋量。

用药加减原则：痛经者，可加金铃子散（元胡、川楝子）；带下重者，可加生薏仁、鸡冠花；四肢不温、腹部冷痛者，可加艾叶、桂枝、乌药、细辛以温阳化气。

服用方法：温水兑服，一次2匙（约10毫升/匙），因为是在长夏之时服用，故服用时间为2至3周即可。头两周早、晚饭后各1次，第3周隔一日的中饭后服用1次。

功效：补肾益脾，培元固本。

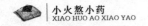

注意事项：本方偏温，所以身热、口干舌燥者，可将党参换成太子参，熟地换成生地，去掉温热的补骨脂，加一些清血热之药，如炒山栀、牡丹皮等，以清热养阴生津。另外，有胃食管反流、消化道溃疡病史者，需去掉阿胶或将阿胶换成益母草膏，并将水煎药的煎煮时间延长 2 至 3 小时。

温阳缓缓来：经期着凉本是阳气不足惹的祸

我的一位患者李女士夏季来月经时，常畏寒、冒冷汗，一不小心着了点凉，就开始流鼻涕、鼻塞、拉肚子。

我见她走路时，背稍有些驼，她告诉我，只有这样才觉得肚子比较舒服。李女士的种种表现都表明她体内虚寒之气过重。因为有汗从毛孔排出的时候，此时毛孔处于舒张的状态，很容易一不小心就着了风寒邪气，从而出现恶风、畏寒、拉肚子等不适。

李女士的症状可通过服用祛湿化痰之品进行调理，但是用量不宜过多；还可服用具有健脾功效的药物，为了加强药效，还可在方中加些温阳止泻、补益心气之品。为此，我给她开了通经芳香化湿膏。

李女士在经期结束之后立刻服用了四周多的膏方，服药之后的第一次月经就特别正常，出虚汗、拉肚子的症状也都消失了。

通经芳香化湿膏

水煎药：半夏曲90克、炒白术150克、炒苍术120克、陈皮60克、焦山楂90克、云茯苓150克、全当归120克、川芎90克、合欢皮90克、白扁豆120克、旱莲草100克、木香60克、玫瑰花60克。

成膏药：阿胶200克、夏枯草膏150克。

调味药：莲子（蒸熟，捣碎）100克、红枣泥100克、荆花蜜100克、黄酒200毫升。

制作方法：先将阿胶加入黄酒中浸泡一日。隔日，将水煎药煮2次，每次煎出300毫升药液；将浸泡好的阿胶放入蒸锅蒸熟烊化；然后，将水煎药液同烊化胶混合，并加入莲子泥、红枣泥和夏枯草膏，上火熬煮10分钟并搅匀；放温后，再加入荆花蜜和匀，装入洁净干燥的器皿之中，存放于冰箱。此为一个月左右的膏滋量。

用药加减原则：虚寒泄泻者，可加炮姜、赤石脂；心气虚、神不宁者，可加炒枣仁、浮小麦、炙甘草；肾阳虚腰膝酸软者，可加补骨脂、巴戟天、淫羊藿等温肾阳之品；虚热或容易中暑者，可加藿香、黄芩、丹皮；经血量较多者，可加芡实、山萸肉等收涩之品，或酌情加生地榆、大小蓟等凉血止血之品，但不宜久用；带下过多色黄者，可加黄柏、车前子清利湿热。

服用方法：温水兑服，一次2匙（约10毫升/匙),头两周早、晚饭后各1次，第3至4周内，于中饭后服用1次，之后隔一日的中饭后服用 1 次，连续服用 4 至 6 周。

功效： 芳香化湿，健脾开胃。

注意事项： 本方不适合阴虚有热症见口干、燥热、便秘者，或可减去炒苍术、白扁豆、木香和玫瑰花等祛湿化痰之品，改为麦冬、知母、麻仁及芦根等养阴润燥通便之品。

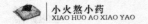

阿胶是内分泌紊乱者的第一补物

梁女士和丈夫结婚将近三年了，婚后虽然没有刻意避孕，但就是不怀孕。问诊的过程中，梁女士说自己和丈夫都到西医院做过相关检查，检查结果显示丈夫的健康状况不错，梁女士也没有妇科问题，只是稍稍有些甲亢的迹象，不过梁女士平日里并没有表现出甲亢的任何症状，当时在医生的指导下吃了近两个月治疗甲亢的药后，再做检查时，甲亢的症状完全消失了，所以医院认为内分泌紊乱是导致梁女士不孕的原因。

实际上，梁女士的月经来得晚，16 岁才初潮，打从结婚至今，一直有点性冷淡，性格内向，经常神疲乏力，懒得说话，放假就喜欢赖在床上，无论睡多长时间还是睡不够。而月经量少，色淡，一到冬天就手脚冰凉，平时只喜欢喝热饮。

以上这些症状，都表明梁女士属阳虚体质，肝肾亏虚，因此治疗就该温补肾阳，调经养血，固涩冲任，除了让她吃温宫安胎膏之外，我还让她到我这里来扎针配合艾灸，每个礼拜至少两次。

我用膏方和针灸为梁女士治疗了一个月，而且我让她回家也不要闲着，和爱人一起做做太极拳或者健气操之类的运动，从根本上改善身体素质。

····· 温宫安胎膏 ·····

水煎药：熟地黄 300 克、当归身 150 克、炒白芍 150 克、山萸肉 150 克、赤芍 150 克、川续断 150 克、桑寄生 120 克、金樱子 150 克、艾叶 60 克、泽兰 60 克、菟蔚子 120 克、仙茅 100 克、仙灵脾 150 克、韭菜籽 120 克、乌附子 30 克、生杜仲 150 克。

成膏药：阿胶 100 克、鹿角胶 100 克、龟板胶 100 克。

调味药：肉桂粉 60 克、胡桃肉 100 克、桂圆肉 100 克、灵芝孢子粉 100 克、荆花蜜 100 克、黄酒 300 毫升。

制作方法：先将阿胶加入黄酒中浸泡一夜。第二日，将水煎药煮 2 次，每次煎出 300 毫升药液；将龟板胶和鹿角胶一起加入泡有阿胶的黄酒中，放入蒸锅蒸熟烊化；然后，将水煎药液同烊化胶混合搅匀，再加入肉桂粉、胡桃肉、桂圆肉和灵芝孢子粉，上火熬煮 15 分钟，关火放凉一些，最后加入荆花蜜，和匀，装入洁净干燥的器皿之中，存放于冰箱。此为一个月左右的膏滋量。

用药加减原则：怕风，容易着凉者，加防风、荆芥、生黄芪；食欲不振者，加建神曲、焦麦芽；急躁、紧张、咽干、口苦者，

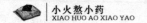
加白芍、柴胡、黄芩、半夏曲。

服用方法：温水兑服，一次2匙（约10毫升/匙），头两周早、晚饭后各1次，第3至4周内，于中饭后服用1次，之后隔一日的中饭后服用1次，连续服用4至6周。

功效：温肾养血，填精养胎。

注意事项：本方偏温，不适合有热象的患者。另外，有胃食管反流、消化道溃疡病史者，需去掉阿胶。

做好产后休整，慢性盆腔炎完全可以避免

郎女士刚坐完月子后的三个月之内，腰部酸痛一直反复出现，白带量特别多，质地清稀，也没有臭味，西医大夫诊断为慢性盆腔炎。最近一周，由于天气渐寒，她的腰痛越来越明显，经期腹痛也特别严重，只有一直抱着暖水袋疼痛才稍有缓解。郎女士的食欲也特别不好，睡眠质量也不佳，经常做梦，好像怎么也睡不醒似的，而且手脚冰凉，小腹坠胀，神疲乏力感加重。

我告诉她，这可能跟她坐月子时身体没有完全恢复，而且太早就投入工作了，导致脾肾两脏虚弱受损、冲脉不调、带脉约束不力有关。因此我赶紧给郎女士开了温肾固冲涩带膏，并告诉她一定要在月经干净之后才

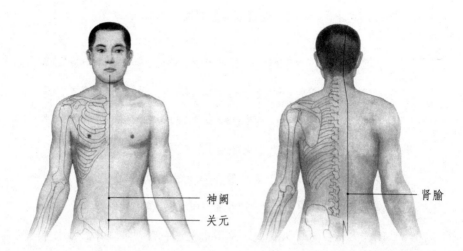

神阙
关元

肾俞

能开始服用。同时给她开了个暖脾肾的脐贴，让她贴在**神阙**、**关元**和**肾俞**3 个穴位上，以温养脾肾。郎女士 1 个月后来复诊时告诉我，她的状态好极了，带下的困扰不再，而且月事来得也挺顺的，不过小腹还是稍有些坠胀感。于是我让她在煲汤的时候，加一点生黄芪、炒白术、陈皮、升麻、炙甘草、生杜仲，这样就能改善小腹坠胀的不适感了。

　　如果在服用膏方的同时，配合坐浴熏洗的治疗，效果会更好。但需用散寒湿的熏洗方子，方剂的组成有：吴茱萸 30 克、蛇床子 20 克、小茴香 30 克、紫槿皮 30 克、枯矾 30 克、苦参 15 克。将这些药煎出药液 200 毫升，趁热坐下，待水温下降后，用药汤清洗外阴。每 2 日清洗一次即可。

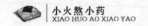
温肾固冲涩带膏

水煎药：生杜仲 100 克、酸枣仁 120 克、柏子仁 100 克、桑寄生 100 克、川续断 150 克、山萸肉 100 克、女贞子 100 克、旱莲草 100 克、莲须 60 克、侧柏叶炭 100 克、紫石英 100 克、乌贼骨 100 克、蛇莓 100 克、九香虫 60 克。

成膏药：阿胶 60 克、鳖甲胶 100 克、鹿角胶 60 克。

调味药：肉桂粉 60 克、荆花蜜 100 克、黄酒 200 毫升。

制作方法：先将阿胶加入黄酒中浸泡一夜。第二日，将水煎药煮 2 次，每次煎出 300 毫升药液；将鳖甲胶和鹿角胶一起加入泡有阿胶的黄酒中，放入蒸锅蒸熟烊化；然后，将水煎药液同烊化胶混合搅匀，上火熬煮 15 分钟，放温后，再加入肉桂粉和荆花蜜，和匀，装入洁净干燥的器皿之中，存放于冰箱。此为一个月左右的膏滋量。

用药加减原则：腰膝酸痛、足跟痛者，加青黛、木瓜、补骨脂；汗出多者，加五味子；皮肤干燥、瘙痒者，加丹皮、土茯苓、白鲜皮、生地。

服用方法：温水兑服，一次 2 匙（约 10 毫升/匙），头两周早、晚饭后各 1 次，第 3 至 4 周内，于中饭后服用 1 次，之后隔一日的中饭后服用 1 次，连续服用一个月左右。

功效：固冲涩带温肾阳。

注意事项：本方温中带清，上火的患者需添加清热之品。另外，有胃食管反流、消化道溃疡病史者，需去掉阿胶。

调准自己的生理时钟：从源头上摆脱经期紊乱

女孩子在进入青春期的时候，以及女性步入更年期的那段日子里，月经失调的情况特别常见，如果能让这个生理转换期顺利度过，不仅仅可以使女性免除不必要的疾病痛苦，还可以为女性拥有更好的下一个阶段的健康打下坚实的基础。

我的一位患者小王来找我调月经的那年 16 岁，四年来月经周期十分不规律，鲜少有月经准时到来的时候。期间还有几次崩漏病史，医生就让她服用了避孕药一类可以调节月经周期的西药，虽然崩漏很快就止住了，月经也顺了些，但是没过多久，这孩子的月经又开始不规律了，经常提前，而且经血中夹有血块。除此之外，小王在经期还经常有腰酸、头晕、食欲下降、便秘、失眠多梦等不适。虽说服用西药进行调节后不再出现崩漏情况，但是根治月经不调还是得靠吃中药。根据乙癸同源的理论，整体调养肝肾及脾胃，才是治疗疾病的根本所在。

像小王这样的表现，是属于气血两虚、肝肾亏虚的症候，用补肾固冲膏来治最合适。

小王服用了一个疗程的膏方之后，月经就基本恢复正常了。一直到 18 岁考上大学，也没有再出现过经血过多的崩漏情况，但孩子经常熬夜读书，所以偶尔还是会腰酸、神疲、痛经。我告诉小王可以在月经没来之前，先用一些中药代茶喝，有备无患。具体用药是：当归 5 克、麦冬 3 克、生芪 5 克、玫瑰花 3 克、党参 5 克、枸杞子 3 克、黑糖 3 克。

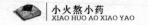
补肾固冲膏

水煎药：川续断 100 克、生黄芪 150 克、太子参 150 克、肉苁蓉 100 克、熟地黄 200 克、生地黄 200 克、杭白芍 150 克、全当归 150 克、山茱萸 120 克、何首乌 100 克、五味子 90 克、补骨脂 100 克、桑寄生 100 克、巴戟天 100 克。

成膏药：鹿角胶 150 克、龟板胶 150 克、益母草膏 100 克。

调味药：黑糖 100 克、桂圆肉 100 克、肉桂粉 30 克、姜汁 30 毫升。

制作方法：将水煎药煮 2 次，每次煎出 300 毫升药液；将龟板胶和鹿角胶一起加入 300 毫升水中，放入蒸锅蒸熟烊化；然后，将水煎药液同烊化胶混合搅匀，上火熬煮 15 分钟，加入姜汁、黑糖、桂圆肉、肉桂粉和益母草膏，关火后和匀，放凉后，加入肉桂粉，装入洁净干燥的器皿之中，存放于冰箱。此为一个月左右的膏滋量。

用药加减原则：四肢不温者，可加艾叶、黑附片、小茴香等；情绪不舒者，可加柴胡、玫瑰花等；痛经者，可加八月札、元胡、川楝子等。

服用方法：温水兑服，一次 2 匙（约 10 毫升 / 匙），头两周早、晚饭后各 1 次，第 3 至 4 周内，于中饭后服用 1 次，之后隔一日的中饭后服用 1 次，连续服用 4 至 6 周。

功效：固涩冲任，填精益髓。

注意事项：本方偏温，不适合阳热亢盛体质之人服用。

XIAO HUO AO XIAO YAO
春夏两季不再怕的麻烦事：远离白带异常

中医讲的带下，即我们通常所说的白带。女性在经期或妊娠期，带下的量会稍微增多，与人体的鼻道、泪道等因抵御异物而流涕或流泪的原理是相似的，可起到润泽前阴，抵御外邪的功用。

如果带下的量、色、质、味等发生异常，皆统称为带下病。常可伴有全身或局部的症状，比如月经失调、阴道涩痛、小腹疼痛、腰膝酸痛、口苦咽干、两胁胀满，或伴有脏腑亢衰的症状。

以上的表现，在西医学里，常见于各种妇科炎症（阴道炎、宫颈炎、盆腔炎）所引起的带下增多。

脾主运化、升清的功能，冲带二脉皆由阳明胃经所管辖。《黄帝内经》里就讲到肝经循行的路线是："环阴器，抵小腹，挟胃，属肝，络胆，上贯膈，布胁肋"。因而中医对带下病多从肝脾二经、冲带二脉论治，正是因为它与肝脾相关，故较多发生于春夏二季。

我的一位患者桑女士，在春季发病。她因为近半个月来白带量较多，颜色青黄伴有少量臭味来看诊。我问她还有没有其他症状，她说除了上述症状外，还有小腹坠胀感、两胁胀痛感、食欲不振、便秘，有时还有头昏胀满的感觉。

我告诉桑女士，湿邪粘滞在头部，就容易出现头昏脑涨的感觉，而且前额疼痛最为明显。于是我以疏肝理气、健脾除湿的思路，给她开了健脾舒郁止带膏，并告诉她，可以将水煎药的药渣泡在稍微热的水中坐浴，内外合治。

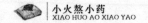
桑女士来复诊时告诉我，大概吃了两周的膏方药后，白带就已经恢复正常了，等膏药差不多都吃完时，她全身上下坠痛、胀满的感觉都没有了，头昏脑涨的感觉也消失了。

带下病发生的主要机理在于冲、带脉的功能损伤，失于约束。常见的症候包括脾肾二脏的阳虚型、实热或阴虚有热而挟湿型，甚至可能出现湿毒蕴结。

因此，治疗本病的关键在于从健脾、温肾、通阳、除湿、养阴、清热、解毒等入手，从而恢复冲、带二脉的正常生理功能。

方女士也受到白带异常的困扰。方女士即将步入更年期，最近月经周期不是很规律，她也不是很在意。最让她头疼的是最近两个月来，带下量多，颜色稍黄，有点异味，而且质地黏腻。此外，她虽无外阴瘙痒，也没有小腹坠胀感，但只要一劳累，白带就会增多。

古人曾说，女子在来月经前，主要从肾论治，在来月经后，就以肝为治疗重点，而绝经后，就以健脾气温脾阳为主要的调理方向了。

正是因为脾胃亏虚，营养精微物质没有办法很好地上达脑窍、下达四肢肌肉，所以就会容易神疲乏力。

根据这样的情况，我的想法自然就是从养血除湿、温中通阳的角度来治疗方女士的带下问题。经过三周的调理之后，方女士的带下问题已经解决。

健脾舒郁止带膏

水煎药：醋柴胡 100 克、川楝子 90 克、泽兰 100 克、丹皮 100 克、炒栀子 100 克、天花粉 100 克、赤芍 100 克、枳壳 100 克、败酱草 60 克、草薢 100 克、佛手花 100 克、砂仁 60 克、茯苓 100 克。

成膏药：鳖甲胶 150 克、鹿角胶 100 克。

调味药：荆花蜜 100 克。

制作方法：将水煎药煮 2 次，每次煎出 300 毫升药液；将鳖甲胶和鹿角胶一起加入 250 毫升水中，放入蒸锅蒸熟烊化；然后，将水煎药液同烊化胶混合搅匀，上火熬煮 15 分钟；放温后，再加入荆花蜜，和匀，装入洁净干燥的器皿之中，存放于冰箱。此为一个月左右的膏滋量。

用药加减原则：心烦、情绪不舒者，加八月札、月季花；咽喉异物感者，加桂枝、半夏、橘核；口干、烦躁者，加葛根、麦冬、知母。

服用方法：温水兑服，一次 2 匙（约 10 毫升/匙），头两周早、晚饭后各 1 次，第 3 至 4 周内，于中饭后服用 1 次，之后隔一日的中饭后服用 1 次，连续服用一个月左右。

功效：健脾舒郁除湿邪。

注意事项：妇科炎症病情较重者需在医师指导下使用抗炎药物，再服用本膏方。

外阴不适，往往和消化系统问题有关

纪女士一年多来一直被阴痒不舒、白带经常黏腻发臭的问题所困扰，虽然间断吃了些清热化湿的中药，但病情还是会反复发作，最后就干脆挂了消化科，找到了我。

我先问了纪女士的饮食习惯，听了纪女士的陈述之后，我心里就有数了。像纪女士这种情况，就是因为她经常吃油腻厚味，才会导致带下病反复发作，阴痒不舒的情况总是出现。而且纪女士总是心烦、睡不好觉，舌尖红赤就反映了她心火旺盛。再问到其月经的情况时，纪女士说自己的月经周期很规律，就是经血的颜色稍微暗了点，并且还夹有血块，平时她就不喜欢喝水，还总想吃冷饮，老管不住自己的嘴。

我判断纪女士体质湿热却又容易外感寒邪，不过只要她能够改善自己的饮食结构与习惯，寒邪就能慢慢被驱逐出去，湿热之邪也能够从体内被清除。我打算给纪女士开点熏洗的中药，在清湿热的同时又运中散寒。

我以清心解暑去湿邪的原则为其开了清暑祛湿止带膏，同时给她开了清湿热的熏洗阴户方，方中有苦参50克、金银花40克、蛇床子60克、野菊花40克、黄柏50克、紫槿皮30克、枯矾30克。我告诉她将这些药煎出药液2000毫升，趁热坐浴，待水温下降了些，就用这个药汤来清洗外阴，隔一天用一次即可。

一个多月后纪女士来复诊时告诉我症状都消失了，我便嘱咐她，虽然现在她的炎症已经明显消退了，但是一旦又进食油腻厚味的食物，病情还是会反复发作。饮食清淡些，多煲汤喝，这样的饮食习惯，不仅对恢复炎症消失后的身体有所帮助，对整个人的健康也是有好处的。

清暑祛湿止带膏

水煎药：玉蝴蝶 90 克、丹参 90 克、车前子 120 克、生薏仁 120 克、生黄芪 120 克、当归 120 克、黄连 30 克、炙甘草 90 克、炒黄柏 90 克、生地 150 克、土茯苓 100 克、白藓皮 100 克、椿根皮 90 克、佩兰 120 克、藿香 120 克。

成膏药：鳖甲胶 100 克、鹿角胶 60 克、夏枯草膏 100 克。

调味药：荆花蜜 100 克、金花茶 20 克、姜汁 100 毫升。

制作方法：将水煎药和金花茶一起煮 2 次，每次煎出 300 毫升药液；将鳖甲胶和鹿角胶一起加入 250 毫升水中，放入蒸锅蒸熟烊化；然后，将水煎药液同烊化胶混合搅匀，上火熬煮 15 分钟；放温后，再加入夏枯草膏、荆花蜜、金花茶和姜汁，和匀，装入洁净干燥的器皿之中，存放于冰箱。此为一个月左右的膏滋量。

用药加减原则：大便不畅者，加砂仁、酒军、当归；月经提前者，加丹皮、栀子；嗳气、反酸者，加瓦楞子、半夏曲；胸闷腹胀者，加苍术、白术。

服用方法：温水兑服，一次 2 匙（约 10 毫升／匙），头两周早、晚饭后各 1 次，第 3 至 4 周内，于中饭后服用 1 次，之后隔一日的中饭后服用 1 次，连续服用一个月左右。

功效：清心解暑去湿邪。

注意事项：本方不适合阴虚患者。

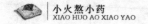
让四季留下花样年华：更年期女性的静心小食

更年期是现代社会连孩子都知晓的一个名词，随着更年期的到来，女性也会出现绝经现象。许多更年期女性由于雌激素分泌量的减少可能出现月经紊乱、情绪焦躁易怒甚或焦虑抑郁、心慌、潮热、盗汗、失眠、注意力不集中、健忘或丢三落四等症状，严重者还可出现感觉异常，比如头晕目眩、疑心病加重、自暴自弃、恐惧感、濒死感，甚至错乱，发生年龄常在 48 至 55 岁。

另外，在生理上，有些女性还会出现由于脏腑功能的低下所造成的内分泌的紊乱、植物性神经紊乱等病变。

方女士是高中老师，今年 48 岁，几年前曾因为子宫肌瘤做了两次手术，第二次手术时摘除了子宫。近几个月来，方女士经常感到心中烦乱，容易悲伤想哭，上完课总感觉疲劳无比，有时候还伴有失眠、心慌、注意力不集中的表现。

方女士本来以为子宫摘除之后，月经也就没有了，自己就不会对更年期绝经感到恐慌了，所以一直没将自己现在的症状和更年期综合征联想在一起。到我这儿来看病，只是想解决经常心烦的问题，以免影响了工作。

其实现代的女性很是辛苦，既要照顾家庭，又要出外工作，妇科病又时常困扰着她们，比如子宫肌瘤。若子宫肌瘤较大，会对患者身体造成较大的影响，治疗时甚至要摘除子宫，这对女性来说会给自身造成非常大的伤害，没了子宫，女性会觉得自己不完整了。而子宫肌瘤的产生往往与压力过大、营养素的摄入不均衡等有关。但就算摘除子宫了，月经不再来了，女性依然会经历更年期。

像方女士的情况，属于中医所说的脏躁，不过由于是在更年期发生的，所以我们可以采用清心健脾除燥烦的方法来治疗。当遇到夏季，或者是患者本身就是湿性体质，那么我们只要再加点化瘀除湿的药物在方子里，就能从根本上缓解患者的脏躁症状。

我为方女士开了茵栀术麦膏，同时，嘱咐她千万要保持开朗愉快的心境，劳逸结合，找点乐趣，享受人生。

方女士再来复诊时，告诉我"脏躁"的症状都没了，现在她计划50岁退休，到时候和老伴参加一些活动营，四处去走走看看。

除了月经紊乱、情绪波动较大之外，有些患者还会表现出腰膝酸软、膝盖疼痛的症状，其实，这种骨骼退行性病变也是步入更年期的一种征兆。

如何做好进入更年期的准备，非常重要，首先自然是从养成良好的生活习惯入手，保证睡眠质量、规律的饮食，合理用脑，避免情绪过于激动或低落，开导自己、善待自己，学会放松，学会静心，这些健康的生活习惯都有助于帮助妇女顺利度过更年期。

需要注意的是，更年期妇女尚有月事，依然有怀孕的可能，故本节所列举方子的用药禁忌，依然是孕妇慎用，月经期停用。

⌘ 茵栀术麦膏 ⌘

水煎药：浮小麦100克、茵陈100克、佩兰100克、陈皮60克、生龙骨200克、生牡蛎200克、赤芍药120克、白芍药120克、当归 150 克、车前草 100 克、炒栀子 100 克、炒白术 150 克、百合 100 克。

成膏药：阿胶 200 克、夏枯草膏 100 克。

调味药：莲子（蒸熟，捣碎）100 克、荆花蜜 100 克、黄酒 200 毫升。

制作方法：先将阿胶加入黄酒中浸泡一日。隔日，将水煎药煮 2 次，每次煎出 300 毫升药液；将浸泡好的阿胶放入蒸锅蒸熟烊化；然后，将水煎药液同烊化胶混合上火煎熬 15 分钟并搅匀，放温后，再加入莲子、夏枯草膏和荆花蜜，和匀，装入洁净干燥的器皿之中，存放于冰箱。此为一个月左右的膏滋量。

用药加减原则：面部浮肿、小便量少者，加通草、车前子、茯苓、泽泻；大便稀溏者，加芡实、山药；四肢乏力、酸沉者，加生地、黄芪、太子参（或西洋参）；月经量多、提前者，加牡丹皮、生地黄、五味子。

服用方法：温水兑服，一次 2 匙（约 10 毫升／匙），头两周早、晚饭后各 1 次，第 3 至 4 周内，于中饭后服用 1 次，之后隔一日的中饭后服用 1 次，连续服用 4 至 6 周。

功效：清心化痰，健脾利湿。

注意事项：本方化痰利水，不适合阴虚的患者。另外，有胃食管反流、消化道溃疡病史者，需去掉阿胶。

XIAO HUO AO XIAO YAO
一味麦芽，催乳回奶两相宜

惊蛰过后的一日上午，患者小徐走进我的诊室。她精神状态看起来不错，虽说大腹便便但步履尚见轻快，但轻快中带点沉闷，神情中略显不安，这是我对她的第一印象。

当我问起小徐来就诊的原因时，她说："是这样，今年春节期间我生了个胖娃娃，产后我按照老人家的习俗，认真坐月子，可不知为什么，生完孩子都一个多月了，我一直恢复不到怀孕前的窈窕身材，为此我都焦急得不知该如何是好！"听到这儿，我心里有了底，便继续问她："恭喜你啊，顺利生产。那你除了体重一直降不下来，还有什么地方不好呢？比如近来容易发脾气、饭吃不下、孩子奶水不够吃之类的？"

小徐听了，回答说："我最近还真是总无缘无故地发脾气，一点芝麻小事只要我看不惯，我就想发火，吃饭还行，胃口也挺好的，就是饭后容易胀肚，消化不太好。"

我接着又问："现在还给孩子喂母乳吗？平时有没有白带？"

小徐说她还坚持母乳喂养，毕竟对孩子有好处，但是母乳好像不够吃。白带倒是没有。

我分析小徐母乳不足的原因可能与其情绪有关，针对小徐的症状，我就为其开了具有舒肝通乳、解郁固表功效的疏肝升阳通乳膏，并嘱咐小徐平时可以喝一些令心情舒畅的袋泡茶，茶里可以放杭菊花、玫瑰花、玳玳花、红枣、枸杞、西洋参等舒肝益气之品，还可以在茶里加一点黑糖以补气养血。

小徐吃了一个月的膏药后，脾气也缓和了，腹胀也消失了，奶水也充

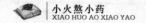

足了，没事的时候她自己还会做做瑜伽，身材也渐渐恢复了。

若产妇想要停止哺乳，可以将生麦芽改为炒麦芽，其他的配药、用法和用量都不变。

舒肝升阳通乳膏

水煎药：柴胡 100 克、升麻 100 克、半夏曲 100 克、炙甘草 60 克、荆芥穗 120 克、陈皮 60 克、生山楂 100 克、生麦芽 280 克、黄芩 120 克、生杜仲 100 克、漏芦 100 克、覆盆子 100 克、菟丝子 100 克、决明子 100 克。

成膏药：阿胶 250 克。

调味药：黄酒 300 毫升、荆花蜜 100 克、胡桃粉 100 克。

制作方法：先将阿胶加入黄酒中浸泡一日。隔日，将水煎药煮 2 次，每次煎出 300 毫升药液；将浸泡好的阿胶放入蒸锅蒸熟烊化；然后，将水煎药液同烊化胶混合上火煎熬 15 分钟并搅匀，放温后，再加入荆花蜜及胡桃粉，和匀，装入洁净干燥的器皿之中，存放于冰箱。此为一个月左右的膏滋量。

用药加减原则：血虚见头晕、乏力、面色苍白或萎黄者，加当归、熟地黄、何首乌；腹胀明显、食欲不振者，加厚朴、香附、建神曲；想要回乳者，可将生麦芽换成炒麦芽；情绪低落者，加韭菜籽、玳玳花。

服用方法：温水兑服，一次 2 匙（约 10 毫升/匙），头两周早、晚饭后各 1 次，第 3 至 4 周内,于中饭后服用 1 次,之后隔一日的早、晚饭后服用 1 次，连续服用 4 至 6 周。

功效：疏肝通乳，解郁固表。

注意事项：本品不适合气血亏虚妇女的调补，产后大出血的
母亲需要先使用大补元气与精血的汤药治疗后，再使用本方疏肝
解郁，通乳固表。另外，有胃食管反流、消化道溃疡病史者，需
去掉阿胶或将阿胶换成金樱子膏，并将水煎药的煎煮时间延长为
2 至 3 小时。

XIAO HUO AO XIAO YAO
做世界上最好的妈妈：不孕症的通用调理法

近年来，不孕症的发病率呈明显上升趋势。引起不孕的原因有许多，
除了内分泌异常及生殖器官异常可导致不孕外，一些其他因素也可致不孕。

31 岁的田女士，5 年前曾怀孕过一次，但当时因为个人家庭原因，不得已
做了人流。在那之后，田女士的心情非常郁闷，月经期间经常乳房胀痛、下腹
隐痛，月经量少而且有血块，时感心慌胸闷。近一年来想着有条件养孩子了，
但一直怀不上，夫妻二人都很着急，于是上我这儿来看看到底是什么原因。

当时我给田女士号了脉，是沉弦细，舌质紫暗，舌下有瘀，很明显是
气滞血瘀，使气血运行不畅，阻塞不通。我想着应该先让她吃两周具有活
血化瘀、疏肝解郁，兼有健脾功效的汤药，为服用膏方做准备，再来安胞宫、

调气血以准备怀孕。

服药两周后，田女士刚好来了月经就停药了，这一次的月经很顺畅，乳胀和经痛已经不那么明显了，于是我让田女士在来月经的这几天煲汤滋补身体，配合天天晚上隔姜灸**关元、中极、三阴交**等穴位，每次 20 至 30 分钟，过一周后再用舒肝安胎膏调理身体，并且在治疗的两个月中，最好不要进行房事，以保证药效的集中和精气的培养。

服药近两个月，田女士来复诊时告诉我经期不适的感觉基本消失了，我让她先停药，观察一个月再看是否需要继续用药，其间我让田女士在有时间的情况下多做做瑜伽，多煲汤喝等。之后大约又过了三个月，田女士给我打了个电话，告诉我她已经顺利怀孕了。

有很大一部分难以怀孕的女性，是因为体内环境暂时不适合新生命的

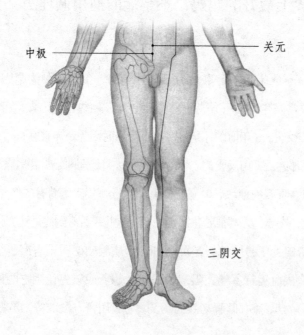

中极

关元

三阴交

生长生存，使用中医方法进行调理就可以帮助她们调理内环境。

我的另一位患者小马，因为子宫发育不良而造成月经不规律，婚后还流产了几次，十分心痛。

小马身材瘦小，她说是因为小时候经常生病，营养不良才会这么瘦的，因为她的哥哥姐姐身体都比她健康。虽说她身体本来就不太好，但她从未好好找中医调理过。没结婚时，自己一个人就得过且过，只要没有真正的"生病"迹象出现，她绝不会上医院。

小马已经 28 岁了，却对自己的健康状况如此不在乎。我于是严肃地告诉小马，不是只有鼻塞流涕、恶心呕吐，甚至是头晕昏倒才算是真的生病，只要有生理上的困扰，就算只是月经失调，也是健康出现了问题。

小马说自己经常出汗，尤其经期的时候，常常会有虚热出冷汗的情况，食欲不好，吃多了就想呕吐、反酸，而且经常便秘，吃多的时候还会拉肚子。

我分析小马的情况还是由于脾胃功能不佳，营养不能正常吸收，因而出现气虚、气血逆乱、肝肾亏虚的状况。调理时，应偏重益脾气、补肝肾、调和血脉，我还建议她从清淡饮食的蔬菜煲汤开始强健脾胃功能。

经过调理，小马的脾胃吸收功能渐渐恢复，她说自己的食欲越变越好，月经也渐渐地正常了。调理了半年之后，她也顺利地怀上了孩子并平安生产。

对于待孕的女性来说，最重要的是保持良好的心态。而中医在开方前，则先要判断该女性甚至是夫妇两人的体质，给予相应的身体调理，当然我讲的是青年育龄夫妇。服用膏方短则三个月，长则一年，对于顺利怀孕肯定有所帮助，并且给胚胎期的宝宝提供一个合适的成长环境。在服用膏药的基础上，可以配合针灸、贴敷，增强药效。

在吃药的同时，应配合调整作息方式、心态和饮食。过胖或过瘦的女性都不容易怀孕，而且怀孕之后，流产的几率也比普通人大，所以，适度的锻炼对待孕的女性也是至关重要的。另外要提醒大家的是，本节所有膏方只针对尚未怀孕但想要怀孕的女性，孕妇慎用。

·······➣ 舒肝安胎膏 ➢·······

水煎药：丹参 150 克、旱莲草 150 克、川续断 120 克、桑寄生 120 克、枸杞子 100 克、天麻 100 克、生杜仲 100 克、菟丝子 150 克、女贞子 100 克、当归 150 克、醋柴胡 120 克、玳玳花 100 克、砂仁 60 克、白芍 120 克。

成膏药：阿胶 60 克、龟板胶 100 克、鹿角胶 100 克。

调味药：黄酒 300 毫升、桑葚汁 100 毫升、紫河车粉 60 克、荆花蜜 100 克。

制作方法：先将阿胶加入黄酒中浸泡一夜。第二日，将水煎药煮 2 次，每次煎出 300 毫升药液；将龟板胶和鹿角胶一起加入泡有阿胶的黄酒中，放入蒸锅蒸熟烊化；然后，将水煎药液同烊化胶混合搅匀，熬煮约 15 分钟后关火，放温后，再加入紫河车粉、桑葚汁和荆花蜜，和匀，装入洁净干燥的器皿之中，存放于冰箱。此为一个月左右的膏滋量。

用药加减原则：口疮、心烦者，加黄连、栀子、知母；口臭、反酸者，加黄芩、陈皮、枳壳；失眠者，加炒枣仁、远志、百合。

服用方法：温水兑服，一次 2 匙（约 10 毫升/匙），头两周早、晚饭后各 1 次，第 3 至 4 周内，于中饭后服用 1 次，之后隔一日的中饭后服用 1 次，连续服用 4 至 6 周。

功效：疏肝养血，保元安胎。

注意事项：本方偏温，阳热亢盛之人需添加清热之品。另外，有胃食管反流、消化道溃疡病史者，需去掉阿胶。

XIAO HUO AO XIAO YAO

流产后必用的快速调养方

小苏一个多月前做了人流手术，由于手术后没太注意，月经再来的时间虽然正常，但是经前乳房胀得厉害，而且月经期间总是虚热、汗出，月经结束之后，白带增多，色黄而臭，而且时时有腹痛感。

小苏来找我看病的时候，脸色不是太好。我就先问小苏腹痛的性质，以判断她的腹痛原因。

小苏描述道："肚子有些隐隐作痛，但是没有坠胀感，可是时有反酸烧心、腹胀不想吃饭的感觉。"看其舌脉，我发现她舌质淡暗舌苔黄腻，脉相濡数。

小苏的不适是由脾胃有湿热之邪所致，我就为小苏开了芳香化湿、健脾开胃的复原健脾化湿膏，嘱咐她还要用食养配合膏药治疗。我告诉她，回家后一定注意不要着凉或中暑了，多煲点清湿热健脾的汤来养脾胃。

民间对流产后的调养有一种说法，叫"坐小月子"，从一个侧面更加说明了休息对妇女小产后体质恢复的重要性。流产后，子宫内膜留下创面，如果过早地活动，很可能会延长阴道出血的时间，不利于恢复。所以，流产后要保证充分的休息，至少休息两周，前三天最好能卧床休息，切不可过早地从事体力劳动或体育锻炼，防止劳累过度，导致子宫脱垂。

一个多月后小苏复诊时，告诉我她的不适症状都得到了明显的缓解，月经虽然稍有错后，但是没有月经不畅的现象。小苏还告诉我，她回家想了想自己生病的原因，应该就是因为拿掉孩子以后心情郁闷，再加上整天都待在家里，怠惰颓废了，而家里本来就潮湿，自己本身也很容易中暑，才会有我说的"湿热交结致病"。我想既然她现在都知道了即使是小产也要坐月子的重要，以后真的有孩子的话，肯定会更加爱惜自己的身体的。

复原健脾化湿膏

水煎药：藿香 100 克、茯苓 100 克、陈皮 60 克、砂仁 60 克、椿根皮 100 克、当归 100 克、赤芍 100 克、白芍 100 克、太子参 100 克、鸡血藤 100 克、女贞子 100 克、合欢皮 100 克、炒白术 100 克、鸡内金 100 克。

成膏药：阿胶 150 克、夏枯草膏 100 克、益母草膏 100 克。

调味药：荆花蜜 100 克、生姜汁 100 毫升、红枣（掰开）30 克、黄酒 200 毫升。

制作方法：先将阿胶加入黄酒中浸泡一日。隔日，将水煎药煮 2 次，每次煎出 300 毫升药液；将浸泡好的阿胶放入蒸锅蒸熟烊化；然后，将水煎药液同烊化胶混合，并加入夏枯草膏、益母草膏、生姜汁和红枣，上火煎熬 15 分钟并搅匀，放温后，再加入荆花蜜，和匀，装入洁净干燥的器皿之中，存放于冰箱。此为一个月左右的膏滋量。

用药加减原则：头昏、双下肢沉重、烦躁者，太子参量减半，再加车前子、薏苡仁、大腹皮；口干喜饮者，加沙参、麦冬；失眠不寐者，加炒枣仁、柏子仁、百合。

服用方法：温水兑服，一次2匙（约10毫升/匙），头两周早、晚饭后各1次，第3至4周内，于中饭后服用1次，之后隔一日的早、晚饭后服用1次，连续服用4至6周。

功效：芳香化湿，健脾开胃。

注意事项：本方偏温，湿热重者需添加清湿热的药；另外，有胃食管反流、消化道溃疡病史者，需去掉阿胶。

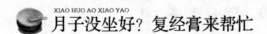

月子没坐好？复经膏来帮忙

妇女产后元气亏耗太多，导致肾阳亏虚的，患者主要有气虚汗出、神疲乏力、形寒肢冷、心慌不安、尿频尿急等症状。其实产妇从产后的第一天开始，就应该好好休息，避风寒，调畅情志。应该说，没有一位产妇在生产过程中元气不被损耗。也许有人会问，人家外国人不坐月子，刚生产完三天就投入工作，看着也没事，为何我们中国人就这么讲究坐月子的重要性呢？

传统中医讲究阴阳平和、气血调和，根据中医理论来看，生产必定失血耗气，阳气亏耗得较多，就会阳虚；阴血流失太多，就会阴虚。阴阳失去平衡，又怎么能谈得上健康呢？而实际上，坐过月子的女性，或者说女性在生产后如果能完全避免邪气侵扰，无情绪上的压力，没有任何造成气虚的可能，那寿命以及产后身体健康情况，相对来说就会是比较好的。

我的一位患者孙女士，没有听母亲的劝告，非要在产后一周就去上班。虽然婆婆和母亲会轮流给她做一些月子餐，她也乖乖地吃完了，但还是出现了盗汗、易疲劳的症状，而且怕冷恶风，容易心慌不安，尿频尿急。

她婆婆和母亲实在心疼，让她一定要上医院来看一下有没有补救的办法。我告诉她，这简单，就是温补阳气的事，吃培元固本复经膏就行，不过一定要请假回家待着，至少休息一个月，好好地待在家里，只许做轻松的、放松的事，不能让自己有太大的压力，要保持良好的心态。另外，要注意保暖，不要着凉感冒。为了自身健康，孙女士答应按照我说的方法在家休整。

一个月后，孙女士高兴地来到我这儿，说她的症状都明显减轻了，问我是不是可以出门、上班了。我的建议则是，都已经产后三个月了，出门上班其实完全可以，但嘱咐她千万不能过于劳累。

由于产妇分娩过程中的能量消耗、创伤和出血，导致其元气耗损、气血不足，会出现怕冷、怕风、盗汗，腰膝酸软，小腹冷痛，心悸气短，四肢乏力，月经量少、色黑，白带多，经期浮肿，面色晦暗、长斑，卵巢功能减退、产后性冷淡等症状，所以，产后体虚患者调理时应以大补气血为主。

有一名患者小陈也曾因类似的情况来找过我。当时她因为产后两个月来腰膝酸软无比，食欲不振。问诊后我了解到她刚生完孩子的时候，每天带孩子都挺开心的，食欲也还不错，但是不知道为什么，近期越来越觉得自己心有余而力不足，腰膝酸痛、下肢乏力。

根据她的描述，我又问了她是否有小肚子坠胀的感觉，小陈告诉我，不止小肚子坠，连小腿肚子也有坠胀感，反正整个人提不起劲、不想活动。

我看其舌体胖大，舌面水滑，舌苔倒是薄薄一层，但脉象是沉滑无力的，由此我判断她这是脾肾亏虚的表现，就给她开了具有补肾健脾、升阳和阴功效的中药。并且让她平常煮点升麻黄芪水，在煮菜或是做汤时都加一点，这样有利于减轻坠胀感。

小陈复诊时告诉我身体恢复得好极了，连从前偏头痛、容易腹泻的小毛病也都消失了，这一次的调理真可谓一箭多雕啊。

﹉﹉﹉ ❧ 培元固本复经膏 ❧ ﹉﹉﹉

水煎药：党参 100 克、当归 120 克、生黄芪 150 克、益母草 100 克、伸筋草 120 克、川续断 150 克、菟丝子 100 克、巴戟天 100 克、生杜仲 120 克、艾叶 100 克、黄精 100 克、金毛狗脊 100 克、肉苁蓉 120 克。

成膏药：阿胶 100 克、鹿角胶 100 克、龟板胶 100 克。

调味药：枸杞子 100 克、桂圆肉 100 克、黑糖 60 克、枣花蜜 60 克、姜汁 100 毫升、黄酒 300 毫升。

制作方法：先将阿胶加入黄酒中浸泡一夜。第二日，将水煎药煮 2 次，每次煎出 300 毫升药液；将龟板胶和鹿角胶一起加入泡有阿胶的黄酒中，放入蒸锅蒸熟烊化；然后，上火将水煎药液同烊化胶混合搅匀，熬煮约 15 分钟后关火，放温后，再加入枸杞子、

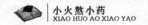
桂圆肉、黑糖、枣花蜜和姜汁，和匀，装入洁净干燥的器皿之中，存放于冰箱。此为一个月左右的膏滋量。

用药加减原则：汗出多者，加丹皮、知母、浮小麦；食欲不振者，加焦三仙、鸡内金；阴虚有热症见口干、心烦、盗汗者，加地骨皮、银柴胡、麦冬。

服用方法：温水兑服，一次 2 匙（约 10 毫升 / 匙），头两周早、晚饭后各 1 次，第 3 至 4 周内，于中饭后服用 1 次，之后隔一日的中饭后服用 1 次，连续服用 4 至 6 周。

功效：培元固本，填精益气。

注意事项：本方有温补的功效，上火的患者不要服用，阴虚有热的患者需添加滋阴清虚热之品。另外，有胃食管反流、消化道溃疡病史者，需去掉阿胶。

XIAO HUO AO XIAO YAO
产后失血过多，补益肝肾为要

小刘三周前产下了一个胖娃娃，但是由于当时失血过多，整个人昏睡了一天一夜，醒来后才看到了她的小宝贝。在医院待了一周后，医生见小刘恢复得差不多了，就让她带着孩子回家了。

刚回到家的几天，小刘一直都睡眠不好，常常睡不着或半夜醒来数次，她的丈夫觉得她这样下去身体肯定会受影响，而且小刘刚生完孩子，不能出门吹风，所以他这个体贴的大男人挂了我的号，专门来询问他爱人的病情是否需要吃药。

虽然我没看到小刘本人，但小刘的丈夫非常细心地告诉我他妻子的症状表现都有哪些。其中最突出的症状就是小刘老是觉得嗓子干，喝水也不解渴，一到傍晚就浑身痒痒。我告诉小刘的丈夫，她的症状都是因为生产时候失血过多，出院后也没有补血养血，阴血不足，体内化燥化热所造成的。小刘如果给孩子喂奶，孩子喝到的奶也有燥热的成分，小刘的丈夫想了想，发现孩子还真的是比较爱哭闹，不爱睡觉。

于是我为小刘开了滋阴养血、补益肝肾的金水复经膏。

一个月后，小刘和丈夫一起来我的诊室，小刘告诉我，她在吃完膏药后，身体已经恢复得差不多了，而且孩子也不那么爱哭爱闹了。

······ ✤ **金水复经膏** ✤ ······

水煎药：何首乌 120 克、当归身 150 克、生地黄 200 克、覆盆子 100 克、夜交藤 100 克、太子参 100 克、川续断 120 克、怀牛膝 150 克、炒枣仁 100 克、五味子 100 克、炒白芍 100 克、麦门冬 150 克、地骨皮 120 克。

成膏药：阿胶 100 克、鹿角胶 100 克、龟板胶 100 克。

调味药：冰糖 100 克、莲子（蒸熟，捣碎）100 克、鲜梨汁 100 毫升、黄酒 300 毫升。

制作方法：先将阿胶加入黄酒中浸泡一夜。第二日，将水煎药煮 2 次，每次煎出 300 毫升药液；将龟板胶和鹿角胶一起加入泡有阿胶的黄酒中，放入蒸锅蒸熟烊化；然后，上火将水煎药液同烊化胶混合搅匀，熬煮约 15 分钟后关火，放温后，再加入冰糖、莲子、鲜梨汁，和匀，装入洁净干燥的器皿之中，存放于冰箱。此为一个月左右的膏滋量。

用药加减原则：便秘者，加番泻叶、砂仁；小便频急者，加桑螵蛸、芡实；腰酸、下肢乏力者，加生杜仲、补骨脂；烦躁、发热者，加玉蝴蝶、胡黄连；久咳不愈者，加蛤蚧。

服用方法：温水兑服，一次 2 匙（约 10 毫升 / 匙），头两周早、晚饭后各 1 次，第 3 至 4 周内，于中饭后服用 1 次，之后隔一日的中饭后服用 1 次，连续服用 4 至 6 周。

功效：滋阴养血，补益肝肾。

注意事项：本方以养阴为主，不适合湿邪偏重的患者。另外，有胃食管反流、消化道溃疡病史者，需去掉阿胶。

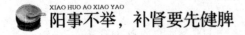

阳事不举，补肾要先健脾

南先生阳事不举的情况已经有两年多了，每次到中医那儿看，医生都是从大补肝肾的角度去治，一点疗效也没有，为此他非常苦恼。到我这儿时，他说自己经常腰酸、下肢无力，经常感到疲劳，肚子容易胀气，食欲下降，失眠多梦，大便时干时稀，小便频数。我发现他舌淡红、胖大、边有齿痕，苔白微腻，脉沉滑无力而尺脉虚弱。

在我看来，南先生的症结应该在脾肾两脏，若是服用药物单纯补肾，不但达不到预期的治疗效果，反而会影响肝脏的正常代谢功能。

于是我对南先生的情况辨证为脾虚精亏，兼有痰湿，治疗重在健脾气、运脾湿、益肾精。

南先生吃完一个月的膏药后，前来复诊时告诉我，这是他两年来第一次觉得自己休息也够了，疲劳也缓解了，梦遗消失了，吃饭比以前多了，胃也没有觉得不舒服，消化也好，小便次数也少了。

我们都知道中医有"金水相生"的道理，肺主气，而肾主水，津液的代谢、循环、吸收都要依靠气的推动。因而我们想达到良好的治疗效果，可以用"子虚补其母"的方法，即肾虚补肺气。不过这样的方法不适合用在肝虚的人身上，因为金旺会令木更虚。

冬季是五脏亏虚之人温补的大好时节，因为冬季的特性是"藏"，在冬季进补可以使营养物质得到充分的吸收，从而能够很好地为身体的健康活动、疾病治疗等做出贡献。

中医虽然是从肾来论治本病，但是与心、肝有密切的联系。不论是肾阴不足导致的阴虚火旺，还是肾阳不足、元阳衰弱，或是心神失养、肝郁不舒等，都可引起男性功能障碍。治疗时只需根据患者的不同症候，配合舒肝、养心、固肺、健脾来开方，若患者在服药期间完全遵守医嘱，即可收到良效。另外，要提醒患者：服药期间禁止房事，甚至要避免欲念的产生，还要注意避免风寒之邪的侵扰，调畅情志，适当锻炼，劳逸结合。

健脾益肾祛湿膏

水煎药： 芡实120克、黄精150克、炒白术150克、茯苓150克、砂仁100克、锁阳100克、藿香120克、生薏仁100克、金樱子90克、菟丝子90克、怀山药120克、仙灵脾100克。

成膏药： 鹿角胶100克、龟板胶100克、阿胶100克。

调味药： 莲子（蒸熟，捣碎）100克、红枣（掰）60克、生姜汁100毫升、荆花蜜100克、黄酒300毫升。

制作方法： 先将阿胶加入黄酒中浸泡一夜。第二日，将水煎药煮2次，每次煎出200毫升药液；将龟板胶和鹿角胶一起加入泡有阿胶的黄酒中，放入蒸锅蒸熟烊化；然后，将水煎药液同烊化胶混合搅匀，上火熬煮15分钟，放温后，再加入生姜汁、莲子、荆花蜜和大枣，和匀，装入洁净干燥的器皿之中，存放于冰箱。此为三周左右的膏滋量。

用药加减原则： 恶寒怕风者，加荆芥、防风、桂枝、干姜；口干、烦躁、盗汗者，加胡黄连、牡丹皮、芦根；发热恶风者，加金银花、菊花、连翘。

服用方法： 本品适合在长夏时候食用。温水兑服，一次2匙(约10毫升/匙)，故服用时间为2至3周。头两周早、晚饭后各1次，第3周隔一日的中饭后服用1次。

功效： 健脾气，运脾湿。

注意事项： 本方偏温，燥热体质患者需参考加减用药原则。另外，有胃食管反流、消化道溃疡病史者，需去掉阿胶。

阳痿早泄不用急，疏肝助阳可调理

XIAO HUO AO XIAO YAO

46 岁的金先生主要因为性生活不协调，有早泄的困扰，而来找我看病。

金先生说："唐大夫，我性事不行，您能帮我调调吗？我一个工人，一年前好不容易讨了个老婆，想要个孩子，可是我有不举、早泄的症状，麻烦您给看看。"

我问金先生是不是年轻时候受过伤，金先生回答说没有受过外伤，不过他成天干体力活，倒有可能积劳成疾。我问他平常是不是容易紧张，容易口干口苦，金先生回答说是。

这是金先生第二次结婚，头一次结婚一直没能要上孩子，两夫妻感情不和也就离婚了。这一次婚姻估计金先生除了情绪紧张之外，还因为平常没有能很好地保养身体，平日干的体力活也不少，过于劳累，所以肝郁肾虚。

因此我主要以清肝火、舒肝郁，兼补肾精的方法来解决他阳痿伴有早泄的困扰，并嘱咐他，服药期间千万要劳逸结合，避免房事，如此机体才能集中精力祛邪养正。我给他开了疏肝助阳膏。另外，精神因素也容易导致早泄，所以我告诫金先生一定要放松，不要过于紧张。

金先生吃了一个月的膏药后，复诊时告诉我他在吃药期间感觉到非常舒心，工作量也减少了一些，多了许多时间陪老婆，也没有行房事，现在神充气足，很有活力。

我让他不要着急，停药之后也不宜立刻纵欲过度，凡事要讲求阴阳平衡。又过了三个月，金先生高兴地来找我，说老婆怀孕了，笑得合不拢嘴。

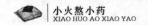
疏肝助阳膏

水煎药：玫瑰花 120 克、白梅花 90 克、五味子 90 克、粉葛根 120 克、韭菜籽 120 克、金樱子 90 克、枸杞子 90 克、九香虫 60 克、阳起石 100 克、肉苁蓉 100 克、生牡蛎 200 克。

成膏药：鹿角胶 100 克、鳖甲胶 100 克。

调味药：黑芝麻 60 克、桑葚肉 100 克、荆花蜜 100 克。

制作方法：将水煎药煮 2 次，每次煎出 300 毫升药液；将鳖甲胶和鹿角胶一起加入 200 毫升水中，放入蒸锅蒸熟烊化；然后，将水煎药液同烊化胶混合搅匀，上火熬煮 15 分钟，放温后，再加入黑芝麻、桑葚肉和荆花蜜，和匀，装入洁净干燥的器皿之中，存放于冰箱。此为一个月左右的膏滋量。

用药加减原则：腰酸乏力者，加熟地、牛膝、补骨脂、桑寄生；小便有沫者，加鸡血藤、鸡冠花；尿频尿急者，加桑螵蛸、五倍子；口苦咽干者，加柴胡、黄芩。

服用方法：温水兑服，一次 2 匙（约 10 毫升 / 匙），头两周早、晚饭后各 1 次，第 3 至 4 周内，于中饭后服用 1 次，之后隔一日的中饭后用 1 次，连续服用 4 至 6 周。

功效：疏肝郁，助肾阳。

注意事项：本方有壮阳舒肝作用，不适合肝阳亢盛、阳热亢盛的患者。

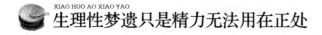

生理性梦遗只是精力无法用在正处

小韦是一名大学生，最近早起偶尔会发现自己梦遗，同寝室的哥们都笑他是不是梦到了不该梦的，可是他确实是无原因的梦遗，因此十分困扰。

小韦觉得这个问题应该找中医就能解决，另外他觉得自己除了有这个毛病以外，从小到大最让他困扰的就是自己消化功能一直不好，而且脸上总爱长痘痘，既然上医院了，不如一次都看了，就挂了消化科。

依我看，小韦其实就是精气太足，但身体对精气的收藏和发泄能力却不太够。藏得太过，就表现为上火、长痘；泄得太过，就表现为消化不好容易拉肚子，甚至是遗精。

因此，在上就要养心阴、静心神，在下就要益肾涩精、固元气，我为他开了养心固精膏。

由于梦遗常伴随着从梦中惊醒，容易给患者造成心理负担，进而出现失眠、头晕、头痛、无精打采、疲乏无力、食欲不振等症状。如经常出现梦遗症状，患者不宜有太大的压力，平时多参加文体活动、丰富课余生活，避免睡前阅读色情小说，在改正不良的生活习惯后，多数患者可以自愈，若症状长时间得不到缓解，建议咨询医生。

小韦复诊时告诉我他现在好多了，而且脑力十足，学习成绩也突飞猛进了。我的理解就是，其实他这就是把多余的精力全都用在了需要的地方。

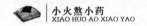
······ 养心固精膏 ······

水煎药：紫石英 90 克、远志 90 克、桂枝 90 克、茯神 120 克、覆盆子 120 克、五味子 90 克、炒枣仁 120 克、麦冬 120 克、肉苁蓉 100 克、车前子 90 克、菟丝子 90 克。

成膏药：鳖甲胶 100 克、鹿角胶 100 克。

调味药：西洋参 90 克、珍珠粉 30 克、银耳（炖熟）100 克、荆花蜜 100 克。

制作方法：将水煎药煮 2 次，每次煎出 300 毫升药液；将鳖甲胶和鹿角胶一起加入 200 毫升水中，放入蒸锅蒸熟烊化；然后，将水煎药液同烊化胶混合搅匀，上火熬煮 15 分钟，放温后，再加入西洋参、珍珠粉、银耳和荆花蜜，和匀，装入洁净干燥的器皿之中，存放于冰箱。此为一个月左右的膏滋量。

用药加减原则：心慌胸闷者，加百合、丹参；容易便溏者，加党参、炒白术、补骨脂；头晕脑涨者，加藿香、佩兰、薄荷；口干渴者，加知母、芦根。

服用方法：温水兑服，一次 2 匙（约 10 毫升/匙），头两周早、晚饭后各 1 次，第 3 至 4 周内，于中饭后服用 1 次，之后隔一日的中饭后服用 1 次，连续服用 4 至 6 周。

功效：养心阴，静心神。

注意事项：本方养阴清热，不适合阳虚体质患者。

第六章

告别腰腿酸疼

气血畅通四肢健

XIAO HUO AO XIAO YAO

    不光寒湿可导致膝关节炎，一些其他的原因可容易导致膝关节炎，例如一些女孩子，因为爱美，常穿得很少很薄，时间长了，很容易演变成风湿痛之类的慢性病。这类风湿性关节炎，也可服用膏方进行调补。

管好身体的风门，告别久治不愈的落枕

人体有五大风门，即**风池、风府、风门、天宗、翳风**等穴。如果没有良好的抵抗力，风门关得不严实，邪风就容易从风门侵入人体，人体便会出现一系列的毛病。有些人因为年轻而不注意生活中的小细节，总以为吹个风也没什么。殊不知这些小细节恰恰是生活中最不应该被忽略的，正如古训所谓"虚邪贼风，避之有时"，"风为百病之长"，风邪伤及阳气，风邪走窜到哪儿，疾病就在哪儿发生，所以一定要关紧风门，千万别留一个小缝，让贼邪有可趁之机！35 岁的白先生的病症就是开缝引风邪的典型。

一天，白先生僵着脖颈子，按着头枕部，一步一步慢慢地走进我所在的诊室，别的患者一看他这样，都好奇白先生怎么不去看骨科，反而到这里看消化科呢？经过询问才知道，原来他是落枕了，刚上针灸科扎了针，但想快点好，于是又挂了个内科号，说想再开个汤药调理一下，双管齐下比较保险。白先生说："唐大夫，我这个样子都 3 天了，落枕症状就是不见

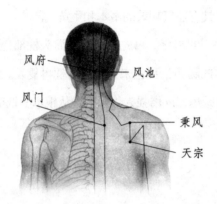

缓解，您赶紧帮我想想办法吧！"我之前看过不少像白先生这样的患者，其实落枕这病也不难治，习惯性落枕的人，必须找到病因，才能彻底告别落枕。为了找出白先生落枕真正的原因，我便问了句："您的床是不是紧靠着房门或者窗户啊？"

白先生一听，乐了："唉！大夫，您怎么知道的啊？"我说："这就对了，您家的窗户或者房门肯定有没关严的地方，这风就从那小缝嗖嗖地透进来，您睡着了没多大感觉，可风不仅吹进来了，还吹进了您自身的风门啦，可能您盖被盖了全身，就偏偏漏了后脖子了吧！"

我们平日里都觉得自己好像已经做好万全准备可以保护好自己了，可就是常常会有这样那样的疏漏，就像我们自以为堡垒已经盖得够严密了，可就是这一个不起眼的小缝，一旦被风邪这个敌人发现，它便沿缝而进，如果堡垒里的防御能力比较弱，我们只能乖乖投降，俗话"堡垒从内部攻破"，说的就是这个道理。

我给白先生开了祛风止痛膏来治疗，由于他没有明显的阴虚症状，但风门不紧固的现象十分严重，所以我去掉了水煎药里的五味子、炙甘草等

163

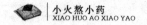

养阴药，加上了具有益气功效的藁本和生黄芪。

经过针膏并用的治疗，白先生因落枕而头枕部连及后脖颈疼的症状没了。接连半个月的随访，我也未见他的落枕再复发。我还建议白先生平日里也要加强体育锻炼，以增强人体阳气，从根本上抵御虚邪贼风的侵袭。

·······ᴣ◦ 祛风止痛膏 ◦ᴢ·······

水煎药：桃仁 100 克、红花 100 克、当归 100 克、川芎 100 克、羌活 100 克、杏仁 100 克、荆芥 100 克、防风 100 克、川贝母 50 克、五味子 60 克、桔梗 100 克、炙甘草 60 克。

成膏药：阿胶 200 克。

调味药：薄荷油(或冰片)20 克、荆花蜜 100 克、黄酒 200 毫升。

制作方法：先将阿胶加入 200 毫升黄酒中浸泡一天。第二天，将水煎药煎煮 2 次，每次煎出 300 毫升药液；将浸泡好的阿胶放入蒸锅蒸熟烊化；然后，将水煎药液同烊化胶混合搅匀，上火熬煮 15 分钟，放温后，再加薄荷油和荆花蜜和匀，装入洁净干燥的器皿之中，存放于冰箱。此为一个月左右的膏滋量。

用药加减原则：口干口渴者，加麦冬、生地、玄参；咳嗽者，加紫菀、橘红；夜间盗汗者，加乌梅、煅牡蛎。

服用方法：温水兑服，一次 2 匙（约 10 毫升/匙），头两周早、晚饭后各 1 次，第 3 至 4 周内，于中饭后服用 1 次，之后隔一日的中饭后服用 1 次，连续服用 4 至 6 周。

功效：祛风散寒，宣肺止痛，适合风邪偏盛型头痛患者。

　　注意事项：使用本膏方的患者需排除脑部实质性病变的可能，以免延误病情。如服药后头痛的情况更加严重，须立即停药，重新考虑患者自身症候情况。另外，有胃食管反流、消化道溃疡病史者，需去掉阿胶，并将水煎药的煎煮时间延长为 2 至 3 小时。

XIAO HUO AO XIAO YAO

慢慢调慢慢养，松桂通脉活肩颈

　　白领们从早至晚在办公桌前处理事务，用电脑办公就同睡觉一般平常。长期伏案、睡高枕、缝纫、描图、使用计算机等需要上半身长期保持固定姿势或伴有低头的动作，容易使得脊椎软组织受压难以舒缓，久而久之，血脉不流通便瘀滞在颈肩部位，颈肩自然酸痛，甚至僵硬，并且随着年龄增长，骨质渐渐疏松，必然会加重颈肩部的负担，造成颈部骨质增生，引发疼痛。在这看似简单轻松的工作里，其实饱含着难以言喻的艰辛，体现在症状上，那就是"肩颈酸痛"。虽说肩膀酸痛、脖子僵硬可能称不上是疾病，但大大降低了白领们的生活质量。

　　28 岁的小江是一家 IT 企业的职员。2 年前毕业后便进入现在的公司工作，忙碌的工作让他总也不能好好放松，也没有时间去锻炼。虽说偶尔有点时间可以去找按摩师缓解一下全身酸痛的问题，但稍一劳累就颈肩部僵硬，酸痛的病根就留了下来。一周前气温骤降，小江因穿衣不及时而受寒，服了3服祛风寒的汤药之后，感冒基本好转，只是脖子肩膀处一直酸痛难耐，偶尔给自己揉揉肩膀，总会摸到硬结。

像小江这样的病例十分常见，他跟我说他除了颈肩部觉得不舒服之外，还经常头晕、手麻，晚上睡觉时偶尔会出现小腿肚抽筋的情况，但基本不影响工作。我提醒小江，虽说他现在看似工作效率很高、健康状况也没有出现很大问题，但这仅仅是因为他还年轻，年轻的身体尚可承受这样那样的看似不起眼的小毛病，可人年过三十以后，身体就开始走下坡路了，往后的日子里，若是稍不注意，就很容易将小毛病酿成大疾病，到时再来治，可就得花更长时间、吃更久的药了。

常规治疗肩颈酸痛的主要方式是活血祛风，活血以疏通经脉、舒活脉络，祛除风邪以止酸痛。另外，再配合通阳气以解除压力，除湿以加快消瘀，养护阴津以润泽气血的流通之道，养肝肾、调脾胃等，从调整内环境入手以沟通外环境，令瘀阻无从而聚，可抑止酸痛。

我建议小江，既然感冒症状基本消失，既没发烧，也没有胃肠道的不适，应该可以服用自制膏方进行调理，在改善肩颈酸痛的同时也能提高自身抗病能力。

时值仲春，我便结合颈肩酸痛的病理基础，配合春季的阳气初升，为其开了通阳舒压、活血化瘀的松桂通脉膏。

由于小江经常有疲劳感，平时又有手麻的表现，这些都为肝血不足的征象，所以我将水煎药里补肝肾、滋养筋脉的威灵仙、木瓜，改为天麻、当归，以增强通阳疏肝与养肝血通便的疗效。

2个月后，小江来找我复诊，我本想提醒他复诊的时间与上次检查间隔时间不宜过长，但没等我开口，小江就乐呵呵地告诉我他肩膀僵硬的不适已经明显减轻，我也就不好再责怪他了，只嘱咐小江别一高兴就忘了还得继续坚持调理，只有保持良好的生活习惯、懂得释放压力，才能真正摆脱亚健康。

一些患者在梅雨季节，肩膀就会疼痛难忍，其实，在服用具有祛湿健脾、活血通络药物之后，肩膀疼痛的症状就会得到适当的缓解。

很多患者在长期的伏案工作之后，除了肩部僵硬、颈部不适外，还会伴有心慌、憋气。若不能及时就医，倒不如使用利湿活络的膏方慢调慢养，效果也是不错的。

······ ❧ **松桂通脉膏** ❧ ······

水煎药：桂枝60克、荆芥90克、松节120克、透骨草150克、姜黄90克、丹参120克、没药90克、羌活90克、防风90克、生黄芪120克、威灵仙60克、木瓜120克。

成膏药：阿胶100克、鳖甲胶100克、鹿角胶100克。

调味药：荆花蜜100克、黄酒200毫升。

制作方法：将水煎药煎煮2次，每次煎出300毫升药液；将成膏药和黄酒一起加入200毫升水中，放入蒸锅蒸熟烊化；然后将水煎药液同烊化胶混合搅匀，上火熬煮15分钟，放温后，再加入荆花蜜和匀，放入洁净干燥的器皿之中，存放于冰箱。此为一个月左右的膏滋量。

用药加减原则：伴有腰酸背痛、足跟痛者，加补骨脂、川牛膝、伸筋草；伴有神疲乏力、四肢酸疼者，加当归、鸡血藤、白芍；伴有两胁胀满、口苦咽干者，加柴胡、黄芩、清半夏。

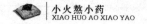

服用方法：温水兑服，一次 2 匙（约 10 毫升 / 匙），头两周早、晚饭后各 1 次，第 3 至 4 周内，于中午饭后服用 1 次，之后隔一日的中午饭后服用 1 次，一般饭后 40 分钟即可，连续服用 4 至 6 周。

功效：通阳活血，祛风止痛，适合寒邪内侵，伤及阴血，导致肝血不足、经脉不通的肩颈酸痛患者。

注意事项：肩颈酸痛需考虑是否为颈椎错位所致，如为颈椎错位所致，需纠正错位之颈椎，再用本方进行辅助治疗；另外，有胃食管反流、消化道溃疡病史者，需去掉阿胶。

站似一棵松：由内而外治驼背

一天我刚上班，就有一个严重驼背、精神状态不是很好的女孩子找我就诊。这是大二女学生小江给我的第一印象。

"唐大夫，我最近功课忙，所以经常熬夜，现在老是心里惶惶不安，有时候还胸闷、气短，想请您给看看是怎么回事。另外，我还想治治我的痤疮，因为经常熬夜，痘痘出现得也越来越频繁，我真的觉得很烦恼，您能不能帮我一起治呢？"小江说。

我听她讲完后，立刻接过她的话："小江同学，我觉得你这驼背的样子很不好看，你赶紧先把这坏毛病改了，认真地改掉，我保准你的病立马好了三分之一。"小江听到我这么一说，连连说是。

我接着又说："不管是心慌问题，还是胸闷气短，还是痤疮老反复起，都和你熬夜有着极其重要的关联。所以，你尽量别熬夜了。"

熬夜或是早晚作息颠倒是非常不好的习惯，因为在阳气要潜藏的夜晚，你还不停地将阳气调出来使用，只会让阳气消耗得更加快速，阴阳失于调和，哪有健康可言呢？我告诉她一定要在晚上十一点前休息，条件允许的话最好中午还睡个午觉。

治疗熬夜、驼背等造成的亚健康问题如最常见的心慌、肩硬、头痛等，我都要求我的患者先把这两个习惯纠正，再让他们用药物治疗。而中药的治疗，我仍提倡用膏方慢养，所以我给小江同学开了参菊舒心膏。

由于驼背影响了小江的脊柱曲度，她还有阴阳、气血失调引起的心慌胸闷症状，所以我将水煎药里的枸杞子换成了伸筋草以舒筋活络，将砂仁换成玉竹以养阴益气。

小江服用膏方3周及5周后都来找过我复诊，我看到小江不仅纠正了驼背的坏姿势，脸上的痘痘也一次比一次少。而小江同学则自述其心慌胸闷的症状也都基本消失了。

参菊舒心膏

水煎药：太子参100克、合欢皮200克、苏木60克、枸杞子100克、女贞子100克、旱莲草100克、菊花100克、知母100克、生地黄200克、砂仁100克、丹皮100克、鸡血藤100克。

成膏药：龟板胶100克、鹿角胶100克。

调味药：桑葚汁100毫升、荆花蜜100克。

制作方法：将水煎药煎煮2次，每次煎出300毫升药液；将龟板胶和鹿角胶一起加入200毫升水中，放入蒸锅蒸熟烊化；然后，将水煎药液同烊化胶混合搅匀，上火熬煮15分钟，放温后，再加入桑葚汁和荆花蜜，和匀，装入洁净干燥的器皿之中，存放于冰箱。此为一个月左右的膏滋量。

用药加减原则：午后发热、烦闷者，加桑白皮、地骨皮；易受惊吓者，加竹茹、淡豆豉；口干舌燥、失眠者，加麦冬、五味子。

服用方法：温水兑服，一次2匙（约10毫升/匙），头两周早、晚饭后各1次，第3至4周内，于中饭后服用1次，之后隔一日的中饭后服用1次，连续服用4至6周。

功效：养血滋阴，清虚火，适合阴血亏虚之心慌胸闷患者。

注意事项：本方无特殊注意事项，阳虚、痰湿、热证患者加减用药即可。

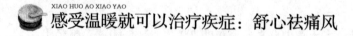

XIAO HUO AO XIAO YAO
感受温暖就可以治疗疾症：舒心祛痛风

37岁的杜女士3年前被确诊患有痛风病，发作时，小关节红肿热痛，有时可见头晕乏力，有时伴有双下肢沉重无力，有时还会出现腹泻、胃胀等表现。虽然服用止痛药后，疼痛能够缓解，但关节肿胀感难以消退。最近由于发作间隔时间越来越短，为此她特别苦恼，于是来找我，希望我能给她开几服中药调理一下。

参考杜女士的舌脉，以及过去有慢性胃十二指肠溃疡病史，我判断她的病因在于湿浊阻窍，脾虚胃弱。湿浊扰乱所以关节疼痛反反复复，甚至导致下肢肿胀、沉重、无力，或是痰浊上扰，阻碍神明，因而会头晕、昏沉、乏力。而脾虚胃弱不仅能加重上述症状的发生，而且脾胃运化不利，还会使得脾难升清、胃不降浊，引起胃脘胀闷，消化不良，或腹泻便溏，食谷不消，耗气伤津。

因此，我以调和营血卫气、燥湿排浊、生津和胃为法，为其开了和营舒窍膏。针对杜女士的情况，我去掉了成膏药中的阿胶，以免加重她的溃疡症状。杜女士服用一个疗程的膏滋后，复查自己的尿酸，已恢复正常，感染指标不高，肝肾功能也无明显异常，她自己觉得疼痛感很少出现了，消肿胀的速度也快了，现在食欲可好了，拉肚子或者肚子胀气等都不再出现了。

······ ❧ **和营舒窍膏** ❧ ······

水煎药：桂枝 90 克、白芍 90 克、炙甘草 60 克、煅牡蛎 90 克、防风 90 克、党参 90 克、炒白术 150 克、生黄芪 150 克、芦根 90 克、葛根 90 克、守官 90 克、蛇蜕 45 克、银花藤 90 克。

成膏药：阿胶 60 克、龟板胶 100 克、鹿角胶 100 克。

调味药：香芋（削皮，蒸熟）100 克、生姜汁 60 毫升、荆花蜜 60 克、黄酒 250 毫升。

　　制作方法：先将阿胶加入黄酒中浸泡一夜。第二日，将水煎药煮2次，每次煎出200毫升药液；将龟板胶和鹿角胶一起加入泡有阿胶的黄酒中，放入蒸锅蒸熟烊化；然后，将水煎药液同烊化胶混合搅匀，上火熬煮15分钟的同时，加入香芋和生姜汁，放温后，再加入荆花蜜和匀，装入洁净干燥的器皿之中，存放于冰箱。此为三周左右的膏滋量。

　　用药加减原则：入睡困难者，加黄连、肉桂、夜交藤；女性月经失调者，加当归、川芎、熟地；鼻塞、流涕者，加防风、荆芥穗；行走痛甚者，加蜂房、砚穿。

　　服用方法：温水兑服，一次2匙（约10毫升/匙），因为是在长夏之时服用，故服用时间为2至3周即可。头两周早、晚饭后各1次，第3周隔一日的中饭后服用1次。

　　功效：固表和营，生津养血。

　　注意事项：有胃食管反流、消化道溃疡病史者，需去掉阿胶。

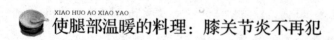

使腿部温暖的料理：膝关节炎不再犯

　　陈先生趁着五一假期和家人去海南岛旅游。回京后，不知为什么他老是觉得疲惫、身体沉重、头昏脑涨，没有什么精神，刚在办公桌前坐几个小时就觉得浑身不舒服，膝关节炎也犯了。

陈先生跟我是多年的老朋友了，他家人有个什么头疼脑热之类的毛病，都找我来看。近几天北京也热了，闷热的感觉让陈先生更加不舒服，于是他赶紧请了假到医院找我。

听了他的描述，我想应该是由于陈先生在本应该适应初春寒凉之时却没有让身体好好适应春季，跑去外地过夏季引起的。他的身体以为："哦，夏天到了，赶紧做好应付夏天的准备吧！"就在这时，陈先生旅游结束回北京，又重新回到了还在春季的地方，他的身体不适应，于是便出现了这么一个情况："糟了，暑湿还没除尽呢，春凉怎么又倒回来了呢？"所以就造成了老陈身体沉重、腰膝酸软无力疼痛。

他来找我的时候，北京正好进入夏天了，此时正是治该病症的最好时机，针对老陈的症状，我让他服活血养肌膏，祛水湿、活血脉。

2周后，陈先生上我这儿来，跟我说他的情况好多了，还问我他的孩子也有类似的情况，不知道能不能跟他吃一样的膏方药。我说治法应该无异，但每个人的情况多少都会有些不同，安全起见，最好还是带孩子来，这样我才能更准确地了解情况，才好给孩子调整用药，开出最适合他的膏方。

不光寒湿可导致膝关节炎，一些其他的原因也很容易导致膝关节炎，例如一些女孩子，因为爱美，常穿得很少很薄，或者衣服短了露出小肚子，天气凉了没穿袜子，这些都容易着凉受风，时间长了，很容易演变成风湿痛之类的慢性病。这类风湿性关节炎，也可服用膏方进行调补。

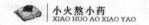

活血养肌膏

水煎药： 怀牛膝 150 克、没药 60 克、丹参 90 克、当归 150 克、防己 90 克、生扁豆 30 克、薄荷 30 克、独活 120 克、骨碎补 100 克、金毛狗脊 100 克、忍冬藤 100 克、茯苓 150 克。

成膏药： 鹿角胶 100 克、龟板胶 100 克。

调味药： 藕粉（市售，无糖）100 克、荆花蜜 100 克。

制作方法： 将水煎药煮 2 次，每次煎出 300 毫升药液；同时，将鳖甲胶和鹿角胶一起加入 200 毫升水中，放入蒸锅蒸熟烊化；然后，将水煎药液同烊化胶混合搅匀，上火熬煮 15 分钟，放温后，再加入藕粉和荆花蜜，和匀，装入洁净干燥的器皿之中，存放于冰箱。此为一个月左右的膏滋量。

用药加减原则： 食欲不振者，加焦麦芽、建神曲；恶心、反酸者，加陈皮、半夏、浙贝母；口干口渴者，加芦根、天花粉、麦冬。

服用方法： 温水兑服，一次 2 匙（约 10 毫升/匙），头两周早、晚饭后各 1 次，后两周隔一日的中饭后服用 1 次，连续服用 1 个月。

功效： 祛湿和胃，活血化瘀。

注意事项： 阴虚体质者不适用。

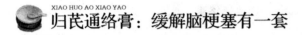

归芪通络膏：缓解脑梗塞有一套

　　三四十岁的男子，往往觉得自己的身体很健康，基本都没怎么看过病，对于偶尔出现的症状都不怎么在意，等到真的生病了才后悔莫及。

　　陈先生在开车的时候，曾有过一次突发的手脚麻木，发作时，手无法握住东西，也无法开口说话，但这样的情况只持续了一分钟左右，陈先生也就没在意。后来有一次，陈先生在上厕所的时候，突然左半身动弹不得，送医急救后，诊断为脑梗塞，大夫问他之前有没有什么征兆的时候，陈先生才回想起以前那次突发的手脚麻木。

　　陈先生出院后，非常纳闷儿，心想自己怎么可能会生大病呢？虽然出院时他可以自行走路，可还是不时有半身肢体麻木的症状，情绪也变得比较低落，常常便秘，时有心慌、失眠，食欲也不太好。

　　像陈先生这样的脑血管病人一定要注意保持大便的通畅，因为大便稍一用力，就容易把脑血管给撑破了，后果不堪设想。

　　针对陈先生的情况，我以活血化瘀、益气通便之法给他治疗。

　　除了"胃不和则卧不安"这句话以外，我还想说的是，"消化功能好人就快活"。这不，陈先生的大便通畅了，半身肢体麻木的情况也明显见好，他也逐渐接受了自己真的得病的事实，知道治疗不是没希望的。半年后，当我再一次看到陈先生时，他告诉我他恢复得非常好。

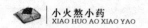

·······━◦❀ **归芪通络膏** ❀◦━·······

水煎药：生黄芪200克、茯苓150克、当归150克、砂仁100克、黄精100克、桃仁100克、陈皮100克、姜黄100克、炒白术150克、炙甘草60克、瓜蒌120克、白僵蚕60克、川牛膝150克。

成膏药：阿胶250克。

调味药：西洋参30克、藕粉（无糖）100克、荆花蜜100克、黄酒300毫升。

制作方法：先将阿胶加入黄酒中浸泡一日。隔日，将水煎药煮2次，每次煎出200毫升药液；将浸泡好的阿胶放入蒸锅蒸熟烊化；然后，将水煎药液同烊化胶混合搅匀，上火熬煮15分钟，放温后，再加入西洋参、藕粉和荆花蜜，和匀，装入洁净干燥的器皿之中，存放于冰箱。此为三周左右的膏滋量。

用药加减原则：口干口渴者，将西洋参换成太子参；便溏拉稀者，去瓜蒌，并将炒白术加量，或再加入芡实；食欲不振者，将黄精换成木香、砂仁；腰膝酸软者，加杜仲、补骨脂。

服用方法：温水兑服，一次2匙（约10毫升/匙），因为是在长夏之时服用，故服用时间为2至3周即可。头两周早、晚饭后各1次，第3周隔一日的中饭后服用1次。

功效：活血化瘀，益气通便。

注意事项：有胃食管反流、消化道溃疡病史者，需去掉阿胶，并将水煎药的煎煮时间延长为2至3小时。

XIAO HUO AO XIAO YAO
不再是疑难杂症：中风后遗症疗治有方

　　中风后遗症属于中医"偏瘫""偏枯""偏痿""偏废"的范畴，"偏"指的是偏瘫，瘫、枯、痿、废则是指后遗症。而发病的原因通常在于机体本身已经处于衰退、虚弱的状态，阴阳失衡，造成气血逆乱、流通不顺畅，导致气滞血瘀、痰瘀阻络，面部、肢体失其所养，就遗留了这样那样的症状。

　　本病的发生与高血压病息息相关，二者同为心脑血管的问题，而且糖尿病、高血脂、冠心病都是中风高发人群最常伴随的基础病，因此，预防中风最重要的就是维持正常的血压、清淡饮食，预防糖尿病及高血脂，进行适当的体育锻炼，预防冠心病等，最好还能戒烟、不酗酒。

　　老李三个月前突发偏瘫，住院治疗后，到现在嘴角也会偶尔抽动、流口水，眼睑有些下垂，左半脸有时麻木，但都是轻微的。他想吃点中药巩固疗效，最好能治愈，便找到了我。抽动、麻木的动作，其实就是中风后遗症的表现，因此我们只需从息风止痉的角度来开处方，就能对应上老李的病症。加上春季也是风盛的季节，如果能够在春季养肝兼潜阳息风，那疗效就能大增。另外，中医有句术语，叫作"左肝右肺"，左为血，右为气，所以中风偏瘫在左之人，我通常会加一两味养血之品，比如当归、熟地；中风偏瘫在右之人，我则会加行气之药，如黄芪、桔梗等。

　　老李的症状主要是肝风内动，兼有脾虚（流口水）的症候，所以我为其开了养肝运脾、潜阳息风的息风平木膏，我去了具有活血功效的川芎，添加了可以运脾的炒白术，同时给他扎了一个疗程的针，针药并治，相辅相成。

　　老李吃了一个半月的膏药，并且每个礼拜来我这里扎针，再来复诊时，

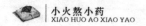

面部麻木、流口水的症状已经不那么明显了，眼睑也恢复正常，就是脸部偶尔会抽动一下，但老李觉得自己已经恢复得很好了，也就没有再继续治疗了，后来随访了半年，病情都没有再进展，恢复得非常好。

息风平木膏

水煎药： 当归150克、赤芍120克、钩藤120克、天麻150克、川芎100克、川断100克、蝉蜕100克、木瓜100克、生赭石100克、伸筋草100克、生龙骨200克、生牡蛎200克。

成膏药： 阿胶250克。

调味药： 桑葚汁100毫升、荆花蜜100克、黄酒300毫升。

制作方法： 先将阿胶加入黄酒中浸泡一日。隔日，将水煎药煮2次，每次煎出300毫升药液；将浸泡好的阿胶放入蒸锅蒸熟烊化；然后，将水煎药液同烊化胶混合搅匀，上火熬煮15分钟，放温后，再加入桑葚汁和荆花蜜，和匀，装入洁净干燥的器皿之中，存放于冰箱。此为一个月左右的膏滋量。

用药加减原则： 中风偏瘫在左之人，加养血之品，如当归、熟地、白芍；中风偏瘫在右之人，加行气之药，如黄芪、桔梗、枳壳。

服用方法： 温水兑服，一次2匙（约10毫升/匙），头两周早、晚饭后各一次，第3至4周内，于中饭后服用1次，之后隔一日的中饭后服用1次，连续服用4至6周。

功效： 平肝潜阳，息风止痉。

注意事项： 本方不适合阴虚患者服用。

父母的秘密小药箱

小儿常见病不用慌

XIAO HUO AO XIAO YAO

先天的遗传基因无法改变，但是后天的调养就好像一个人去改变自己的命运一样，是可以在早已确定的事实上做改动的，所以命运盛衰和后天的成长情况，其实决定权都掌握在自己的手里。

孩子不会无缘无故地哭闹：止住小儿夜惊有技巧

夜惊又叫睡惊、梦惊，可发生于各个年龄阶段，其主要表现是患者因受惊吓而在睡眠中突然尖叫、啼哭，并表现为神情极度恐惧、大量出汗、呼吸急促、心率加快，经摇晃几下才能被唤醒。如果未被唤醒，患者醒时对夜惊发作一事通常没有记忆，若能在睡梦中被唤醒，则患者能记得睡梦中惊恐的感觉，却很少能记住具体的梦境内容。

张同学今年 9 岁，上小学二年级，三天前的傍晚时分，因为和邻居家的孩子吵闹打架，被父亲狠狠训斥了一顿，受了惊吓，脸色有点略微发青，还不停地啼哭、浑身颤抖不止。晚上睡觉的时候，他在睡梦中突然惊叫，随后大哭。父母把他唤醒的时候，该同学却对刚发生过的事一无所知。不光是晚上，张同学白天也会表现出一些受惊吓的症状，例如四肢不自主抽动。这些症状已经反复出现 3 天了，他父母便带他来我这儿就诊。

我问了一下张同学的症状，他说自己最近没什么食欲，也没什么胃口，肚子也经常疼，而且还拉肚子，大便是青绿微黄色的。他的父母还说，这孩子生性就比较胆小，要不是邻居家孩子老欺负他，他也不会和人打架，可是打架毕竟不对，于是就骂了他几句，没想到后果这么严重。

我告诉张同学的父母，做父母的一定要多和孩子沟通，不要过于宠溺，也不要随意打骂。孩子生性胆小，可能是在母胎中受过寒，或者出生后有受风或遭受惊吓的病史，扰乱了神明，而当时父母可能没注意到孩子的受惊表现，久而久之，孩子自然表现得比同龄孩子要胆小些。

在我看来治疗当以息风止惊为原则，加上发病时候为春季，可用保肝藏魂兼安魂之法来治疗。我就为他开了息风止啼膏。

复诊时，张同学的母亲告诉我，她儿子只吃了一周的药，夜惊啼的症状就基本消失了，但白天还会不自主抽动。服药3周后，孩子的症状都消失了，食欲恢复了，大便也正常了。

夜啼是夜惊的一种表现形式，也是小儿常见的夜惊表现，中医以温胆壮志为治疗夜惊啼的主要方法，再根据心火、痰热、受惊等致病因素，添加相应方法。若患儿同时伴有脾胃运化不利，可服用除烦通便之膏方，使其清心除烦。

许小朋友今年6岁，近半个月来夜里睡着老是哭闹，听到一点点声音就容易惊醒，哭着要找妈妈，即使已经是夏天了，还总抱着厚棉被不肯换凉被，食欲不振，经常吃什么就拉什么。

幼儿园老师也反映，别的孩子在玩的时候，他总待在一边，不想和大家一起玩，没有以前活泼，说话也少了，整个人好像没有什么精神似的。

我说，孩子脾胃虚，胆子也小，才会有这样的表现，都要换季了还这么不适应，那就是脾胃运化不利的表现，加上胆子小，整个人才会忧忧郁

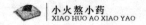

郁的。我摸了摸孩子的四肢和腹部，都偏凉，看他头发也长得不好，像稻穗似的，整个就是营养吸收不良的模样。

因此我为其开了温胆镇怯、宁神定志的方子，并给他配了一个药粉，让他父母把药粉和白醋配成膏，贴在孩子肚脐上（神阙穴），暖暖脾胃，内外合治。这个膏就叫暖中贴膏。

暖中贴膏的配方如下：取干姜 2 克、丁香 1 克、肉桂 1 克、吴茱萸 2 克、川椒目 1 克、良姜 2 克、荜拨 3 克、沉香 3 克，研成粉末，与适量白醋和成糊状。具体用法是，将药膏置于肚脐处，用医用胶布固定，4 至 6 小时即可拿下，一日一次，连续贴敷 10 天为一疗程。通常一个疗程即可治愈。

复诊时，孩子父亲说他就吃了不到 3 周的膏药，也乖乖贴了暖中贴膏，整个人又恢复了以前的活泼好动，活动之后也知道喊饿了，也不拉肚子了，而且新长出来的头发又黑又顺。

息风止啼膏

水煎药：钩藤 100 克、天麻 100 克、白附子 100 克、僵蚕 100 克、清半夏 100 克、煅牡蛎 200 克、茯神 100 克、合欢花 100 克、白芍 100 克、竹茹 60 克、陈皮 60 克、绿萼梅 100 克、柴胡 100 克、黄芩 150 克。

成膏药：龟板胶 100 克、鹿角胶 100 克。

调味药：羚羊角粉 12 克、木瓜（削皮，切丁）100 克、荆花蜜 100 克。

制作方法：将水煎药煮 2 次，每次煎出 300 毫升药液；将龟板胶和鹿角胶一起加入200毫升水中，放入蒸锅蒸熟烊化；然后，将水煎药液同烊化胶混合搅匀，上火熬煮15分钟，放温后，再加入羚羊角粉、木瓜和荆花蜜，和匀，装入洁净干燥的器皿之中，存放于冰箱。此为一个月左右的膏滋量。

用药加减原则：腹痛、便青绿色者，可加木香；腹胀者，可加枳壳；乳食不化者，可加炒麦芽、生山楂；大便稀溏者，可加党参、白术、茯苓。

服用方法：温水兑服，一次2匙（约10毫升/匙），头两周早、晚饭后各1次，第3至4周内，于中饭后服用1次，之后隔一日的中饭后服用1次，连续服用1个月。

功效：息风止惊，安魂止啼。

注意事项：感冒、发烧、急性炎症发作患者禁用本方。本方不适合心火亢盛而引发的夜啼者，症见哭声洪亮、惊恐吓人状、尿色深赤，此时应当清心火止惊安啼。

XIAO HUO AO XIAO YAO
孩子说梦话？可能是受惊上火了

梦呓就是一般人所谓的"说梦话"，多见于儿童神经症和神经功能不稳定者，经常说梦话的人多半心火过旺、肝火过热及精神过于紧张。

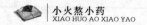

杨同学今年 8 岁，一个礼拜前感冒发烧了，当时吃了两天中药退烧后，感冒的症状就基本消失了。可是近一周来每天晚上睡觉到半夜时，就会出现幻觉、幻视，并且惊恐不已，喃喃自语。我发现这孩子长得挺瘦小的，看着也不是很精神，口唇红赤，可是眼睛浮肿、泛青，一看就是受惊吓后心火亢盛、脾虚津亏的表现。

应该说杨同学的感冒还没有完全治好，只是症状和普通感冒应该有的症状不一样罢了。这一次的感冒相对比较严重，虽然不再发烧，可是心火却旺了，火烧津液，津液也不足了，导致脾胃虚弱，因此人才会如此消瘦。

杨同学的母亲还说孩子睡觉惊醒的时候总会出一身大汗，大便不下已经三天了，孩子也不爱喝水，尿液少且颜色深。我再看其舌脉，舌尖红赤，少苔，脉浮大无力。这些都是心火旺、阴津亏、脾胃虚的表现，我赶紧给他开了滋肺宁心、顺气去滞的宁心顺气膏，相信只要火退了、养阴了、消积滞以健脾，孩子的病情就能好转的。

杨同学吃了两个礼拜的膏药后，夜里已经不再惊醒哭闹了，可还是会半夜醒来自言自语。又连续服用两周后，所有症状都得到了有效的缓解。

宁心顺气膏

水煎药： 木香 60 克、青皮 30 克、陈皮 60 克、焦三仙（各）60 克、砂仁 60 克、生地 200 克、元参 150 克、炒枣仁 200 克、厚朴 100 克、百合 100 克、淡竹叶 100 克、麦冬 100 克、铁皮石斛 100 克。

成膏药： 阿胶 250 克。

调味药： 荆花蜜 100 克、羚羊角粉 12 克、黄酒 300 毫升。

制作方法：先将阿胶加入黄酒中浸泡一日。隔日，将水煎药煮2次，每次煎出300毫升药液；将浸泡好的阿胶放入蒸锅蒸熟烊化；然后，将水煎药液同烊化胶混合搅匀，上火熬煮15分钟，放温后，再加入羚羊角粉和荆花蜜，和匀，装入洁净干燥的器皿之中，存放于冰箱。此为一个月左右的膏滋量。

用药加减原则：阴虚内热，虚火上扰者，加知母、丹皮、胡黄连、银柴胡等；气滞腹痛者，可加白芍、香附；注意力不集中者，可加石菖蒲、桂枝、远志。

服用方法：温水兑服，一次2匙（约10毫升/匙），头两周早、晚饭后各1次，第3至4周内，于中饭后服用1次，之后隔一日的中饭后服用1次，连续服用4至6周。

功效：滋肺宁心，顺气去滞。

注意事项：本方偏于滋阴，阳虚水泛症见眼泡浮肿、下肢沉重乏力者慎用。

XIAO HUO AO XIAO YAO
治疗小儿复感，膏方食疗双管齐下

反复感冒、患肺炎的小儿又简称为复感儿，在季节交替变换的时候，尤其容易复发。

　　韩小朋友曾在 3 岁的时候患过支气管肺炎，当时高烧了好几天，用了抗炎药，体温才恢复正常。可是自从那次之后，他就经常咳嗽、鼻塞、流鼻涕，尤其是冬春两季，复感发作特别频繁。春节过后，孩子妈妈带他来找我。

　　孩子的妈妈告诉我，他的面色不太好。我一看孩子的脸色确实稍黄了点，鼻周和眼睛下方还泛着青色。孩子妈妈还说，他每次感冒都咳嗽鼻塞，有时候还咯痰，平常很容易烦躁发脾气，好动，注意力不太集中，睡眠质量不太好，经常做梦，有时还会说梦话。

　　我考虑这可能与孩子肝脾不和有关，于是又问了孩子平时吃饭挑不挑食，大便规不规律。孩子妈妈说："唐大夫，真让您给说中了，我们家这孩子平常就吃得少，还经常便秘，这也是我们这次看病想解决的问题之一。"

　　像韩小朋友这样的复感，病因在于脾虚肝亢，肝脾不和，从而影响到肺卫，导致感冒的邪气特别容易侵犯孩子。因此我赶紧给孩子开了健脾疏肝、固肺解表的利肺健脾舒肝膏。

　　孩子吃了整整一个月的膏药，服药期间感冒的症状基本都消失了，而且食欲和睡眠也渐渐好转，不仅精神多了，脾气也没有那么急躁了。但我还是嘱咐孩子的家长，要经常给家里通风换气，避免细菌滋生，在通风时千万别让孩子着凉了，配合气温和环境情况适时给孩子增减衣物。

　　韩小朋友这样的症状多半是由孩子的不良生活方式所引起的，比如添减衣物不及时、缺乏体育锻炼、情绪易激动、课业压力过大且不懂得缓解、平素挑食导致营养不良、吃得太多超出脾胃的负荷、娇生惯养等。做父母的也要均衡搭配孩子的饮食，如果孩子不喜欢吃蔬菜的话，也可以在煲汤时多放些蔬菜进去，主食配以杂粮等，慢慢改善孩子的脾胃功能，同时清清心火，静心宁神。这样做不仅能提高孩子的身体素质，对预防感冒有好处，还可以促进孩子的智力发育。

另外，不能让孩子养成一觉察不舒服就立刻服西药的习惯，否则抵抗力不仅没有因吃药而提升，体质反而会下降。

······ 利肺健脾舒肝膏 ······

水煎药：柴胡 60 克、防风 100 克、炒白术 150 克、生黄芪 150 克、玳玳花 100 克、茯苓 100 克、炙甘草 60 克、紫苏 100 克、半夏曲 100 克、陈皮 60 克、太子参 100 克、天花粉 100 克。

成膏药：龟板胶 100 克、鹿角胶 100 克。

调味药：西洋参 60 克、荆花蜜 100 克。

制作方法：将水煎药煮 2 次，每次煎出 300 毫升药液；将龟板胶和鹿角胶一起加入 200 毫升水中，放入蒸锅蒸熟烊化；然后，将水煎药液同烊化胶混合搅匀，上火熬煮 15 分钟，放温后，再加入西洋参和荆花蜜，和匀，装入洁净干燥的器皿之中，存放于冰箱。此为一个月左右的膏滋量。

用药加减原则：汗出心烦者，加浮小麦以止汗养心阴；食积内停者，加炒谷芽、焦山楂以开胃消食；虚热内扰者，加黄芩、连翘、丹皮以清虚热；小便短少，大便不畅者，加炒薏仁、炒扁豆以健脾化湿；痰多者，加金礞石、川贝母化痰；咳嗽者，加杏仁、紫菀；鼻塞流涕者，加辛夷、苍耳子。

服用方法：温水兑服，一次 2 匙（约 10 毫升/匙），头两周早、晚饭后各 1 次，第 3 至 4 周内，于中饭后服用 1 次，之后隔一日

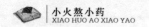
的中饭后服用 1 次，连续服用一个月左右。

功效：固肺健脾，疏肝解表。

注意事项：本方不适合肝阳上亢，症见躁动不安、急躁易怒、舌边红赤的患儿。

XIAO HUO AO XIAO YAO
孩子吃饭香，妈妈不担心：小儿厌食的速效调理法

小儿厌食是指小儿较长时间不欲饮食、食欲不振，甚至拒绝饮食的一种常见疾病，也可作为伴随着夜惊啼、情绪问题、感冒等疾病而出现的症状。待原发病（如上述所提到的疾病症状）好转后，厌食情况自会好转。

小儿厌食病因多种多样，单纯的厌食，可能由孩子的情绪不佳、精神状态不好、不适应新环境、饮食不节制或食积、偏食、父母喂食不当、过多食用零食等等所导致。

8 岁的林同学，平时吃饭挑食，不爱吃蔬菜，而且脾气急躁，耐性不足，十分好动。近三个月来，食量越来越少，食欲越来越差，孩子也因为不怎么吃饭瘦了很多。

她的父母带她上医院看过后，大夫都建议按照治疗缺锌、缺钙的方法进行治疗，可是孩子服用了钙片、锌剂以及维生素等，根本不管用。本来孩子不喜欢喝中药，所以父母一直没带她上中医院来看过。现在父母实在

是没办法了，好说歹说才说服孩子吃中药，说会请大夫开不苦的中药，孩子这才肯来我这儿看病。

我看孩子面色有些泛青，于是询问她是不是睡得不太好。她父母说，孩子经常睡不着，在床上翻来覆去的，可是早晨起来精神还算可以，并没有大人那种失眠后精神不济的表现。

我告诉家长，孩子本来就阳气旺，不容易精神不济，不过小儿失眠的问题必须解决，因为睡眠不安会影响孩子智力的发育。另外，厌食会影响孩子长高长壮，从林同学的外在表现来看，厌食是因为胃气不足，睡不着则是因为肝气旺盛，阳不入阴，而胃气虚又加重了失眠症状。

当然，厌食也与孩子长期挑食有关系。挑食会导致孩子摄入营养素的不均衡，还使得孩子的胃肠功能逐渐下降，因为胃肠道都以为：反正我只要消化这几样东西就好，也不需要我提供别种消化服务，干脆我就不浪费精力去提供了。就因为这样，胃肠功能逐渐减弱，因而内环境表现出"废而不用"。

因此我先答应说会给孩子开好喝的中药，并嘱咐其家长，一定帮助孩子改掉挑食的坏毛病，做饭时，可以将食物做得更加精致，还可以多煲汤，不但可以养胃，还可以让孩子逐渐接受本来挑着不吃的那些食物，还可以给孩子喝榨蔬果汁，保证孩子饮食均衡。

接着我以温运脾阳、疏肝解郁之法，拟定了适合林同学的疏肝健脾膏。

林同学在服药期间饭量明显增加，虽然还是活泼好动，但是已经没有以前那么急躁、爱生气了。吃了不到一个月的膏药，厌食症已经好得差不多了，而且体重还长了两公斤多呢。为了防止停药后她的病情反复，我特地随访了三个月，她家人都向我反馈，孩子不仅不再厌食，身体也很健康，

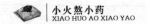
体质也好了不少。

　　有些小朋友平时非常喜欢吃零食，到了吃正餐的时候就不好好吃饭，人长得瘦小不说，头发又黄又稀，正常生长发育都受到了影响。其实均衡营养是饮食的最大原则，各种类型的食物都要均衡食用，只有保证营养素摄入的均衡，才能保证孩子的健康成长。

疏肝健脾膏

　　水煎药：玫瑰花100克、佛手花100克、陈皮60克、党参120克、炒白术150克、半夏曲100克、干姜60克、茯苓150克、砂仁60克、焦麦芽100克、焦山楂100克、焦神曲100克、钩藤100克、枳壳100克、炒枣仁100克。

　　成膏药：鹿角胶100克、鳖甲胶100克。

　　调味药：桑葚汁100毫升、荆花蜜100克。

　　制作方法：将水煎药煮2次，每次煎出300毫升药液；将鳖甲胶和鹿角胶一起加入200毫升水中，放入蒸锅蒸熟烊化；然后，将水煎药液同烊化胶混合搅匀，上火熬煮15分钟，放温后，再加入桑葚汁和荆花蜜，和匀，装入洁净干燥的器皿之中，存放于冰箱。此为一个月左右的膏滋量。

　　用药加减原则：腹胀者，加木香、厚朴、莱菔子理气宽中；大便秘结者，加莱菔子导滞通便；食积内停者，加炒谷芽、炒麦芽消食助运；容易着凉、流清涕者，加黄芪，防风益气固表。

　　服用方法：温水兑服，一次2匙（约10毫升/匙），头两周早、

晚饭后各 1 次，第 3 至 4 周内，于中饭后服用 1 次，之后隔一日

的中饭后服用 1 次，连续服用 3 周至 1 个月。

功效：温运脾阳，疏肝解郁。

注意事项：本方偏温，不适合阴虚有热、肝阳上亢的患儿。

XIAO HUO AO XIAO YAO

孩子慢性腹泻，要从肝脾入手治疗

9 岁的患儿杨小朋友，因为间歇性肚子隐痛而来看病。一周前，孩子突然嚷着肚子痛，要上厕所。杨妈妈以为孩子大概是吃坏肚子了，上完厕所应该就没事了。可是这一个礼拜来，杨小朋友几乎天天都要因为肚子痛而拉肚子。杨妈妈怕这样下去会影响孩子的身体状况，就赶紧带他来看病。

我先摸了摸孩子的肚子，并略微用力按了下，按的同时我问他肚子疼不疼，他说肚子不疼。我也没有摸到肝脾肿大等消化疾病应有的体征表现，所以他的不适应该是由脾胃功能失调所致。

杨小朋友的精神状况其实还不错，他告诉我说，自己总是觉得肚子胀胀的，不是很想吃饭，肚子常隐隐地疼，每次上完厕所疼痛感就会略微减弱。我就又问他有没有感觉到两胁肋胀满，或者感到口中有苦味。孩子告诉我，好像是有这么一点感觉。

我判断孩子的情况应该是肝脾不和引起的腹泻，可能是因为着凉，或是吃了不对的食物所导致的，因此我给他开了能够疏肝缓急止痛、健脾升清止泻的升清止泻膏。

两周后，杨小朋友和他母亲再来找我时，他告诉我他已经不再肚子疼，也没有拉肚子了。我让他把剩下的膏药服用完，同时让他母亲经常给他煲汤喝，既巩固疗效，又能让脾胃能够强壮起来，少受疾病侵扰。

升清止泻膏

水煎药： 陈皮 60 克、黄芩 100 克、升麻 100 克、防风 100 克、清半夏 60 克、炮姜 30 克、煨葛根 100 克、炙甘草 60 克、柴胡 100 克、枳壳 100 克、炒苍术 100 克、黄连 30 克。

成膏药： 阿胶 60 克、鹿角胶 100 克、龟板胶 100 克。

调味药： 荆花蜜 100 克、黄酒 150 毫升。

制作方法： 先将阿胶加入黄酒中浸泡一夜。第二日，将水煎药煮 2 次，每次煎出 300 毫升药液；将龟板胶和鹿角胶一起加入泡有阿胶的黄酒中，放入蒸锅蒸熟烊化；然后，将水煎药液同烊化胶混合搅匀，上火熬煮 15 分钟，放温后再加入荆花蜜和匀，装入洁净干燥的器皿之中，存放于冰箱。此为一个月左右的膏滋量。

用药加减原则： 食积者，可加炒谷芽、焦麦芽、鸡内金；腰膝酸软者，可加熟地、补骨脂；神疲乏力者，可加生黄芪、桂枝、白芍；大便水样，纯属脾胃阳虚者，可加诃子、赤石脂、石榴皮以收敛固涩止泻。

服用方法：温水兑服，一次 2 匙（约 10 毫升 / 匙），头两周早、晚饭后各 1 次，第 3 至 4 周内，于中饭后服用 1 次，之后隔一日的中饭后服用 1 次，连续服用 3 周至 1 个月。

功效： 疏肝缓急，升清止泻。

注意事项： 黄酒可换成米酒。本方不适合阴虚患儿。

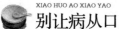

别让病从口入：为急性肠炎"嘘寒问暖"

有一次，一个家长带着孩子来看病，说孩子因为几天前吃了很多烤羊肉串，又喝了几瓶饮料，回家后便开始上吐下泻，好几天都过去了，到现在孩子每天仍然要腹泻 2 至 3 次。

孩子家长不解，之前孩子这么吃也没事的啊，为什么这一次如此严重？我慢慢给他解释道：由于正值夏季，气候湿热，本来就该饮食清淡些，一下子给孩子吃了这么多的肉，而且还是烤羊肉，又喝了不少冷饮，孩子身体里原本的寒热温凉平衡被打破了，食积冷饮化为湿热占主导地位，就变成了致病因素，疾病走下就引起腹泻，走上就导致呕吐。

我又问了孩子还有什么症状，孩子爸爸告诉我说，孩子现在一天拉稀 2 至 4 次，大便可臭了，不过没有黏液，吃进什么，过不了多久就又要拉肚子。虽然呕吐的症状已经消失了，可有时候孩子还是会觉得恶心。我给孩子号脉，发现他脉细滑,舌红但有齿痕,舌苔稍微干腻,所以我又问了孩子是不是老觉得口渴,是不是有时候觉得肚子好像闷闷的,孩子说是。

腹泻在夏季十分常见,不光吃多了冰棍闹肚子,吃太多烤串一类的食物而食积内停,湿热下注也会引起拉肚子。我给孩子开了祛湿止泻膏,以芳化祛湿,导滞止泻,兼清热。但如果您家的孩子是因为过食生冷而拉肚子的话,可以将清热药改为温中散寒药,如炮姜、小茴香、艾叶等。

家长后来带着孩子来复诊时告诉我,孩子的急性肠炎基本痊愈了,而且一直遵从清淡饮食的原则。我看到孩子精神气色都比之前强多了,就是还有口干、吃不下饭的症状,因此我让家长给孩子吃鲫鱼开胃粥,膏方里加点山楂、麦冬、茯苓等,就能给孩子开胃养阴了。

⚮ 祛湿止泻膏 ⚮

水煎药:半夏曲60克、葛根60克、莱菔子100克、藿香100克、扁豆花100克、厚朴花100克、荷叶100克、炒白术150克、茯苓100克、黄连30克、黄芩100克、黄柏60克、六一散150克。

成膏药:鹿角胶100克、鳖甲胶100克。

调味药:莲子(蒸熟)100克、生姜汁100毫升、荆花蜜100克。

制作方法:将水煎药煮2次,每次煎出300毫升药液;将鳖甲胶和鹿角胶一起加入200毫升水中,放入蒸锅蒸熟烊化;然后,将水煎药液同烊化胶混合搅匀,上火熬煮15分钟,放温后,再加入莲子、荆花蜜和姜汁,和匀,装入洁净干燥的器皿之中,存放于冰箱。此为一个月左右的膏滋量。

　　用药加减原则：腹胀烦满者，可加枳壳、厚朴；腹痛者，可加白芍、木香理气止痛；情绪不舒，两胁胀满者，可加柴胡、玫瑰花；恶心呕吐者，可加干姜、竹茹以降逆止呕；口渴喜冷饮者，可加生石膏、芦根以清热生津。

　　服用方法：温水兑服，一次2匙（约10毫升/匙），头两周早、晚饭后各1次，第3至4周内，于中饭后服用1次，之后隔一日的中饭后服用1次，连续服用3周至1个月。

　　功效：芳化祛湿，导滞止泻。

　　注意事项：腹痛泄泻由于肝亢脾虚所致，症见胃脘疼痛伴两胁胀痛、口干口苦、但大便溏泄，泻后痛减者，不适用本方，或加减使用疏肝健脾止痛的药。

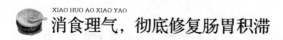

XIAO HUO AO XIAO YAO
消食理气，彻底修复肠胃积滞

　　腹泻虽然是一种比较常见的症状，但若症状反复出现则会影响我们的精神状态、休息质量，而小儿腹泻对孩子的营养吸收等都会造成一定的影响，若症状较严重，还会导致小儿虚脱，甚至比我们大人还要严重。长期腹泻甚至可能会发展为因内伤饮食气滞不行所致的肠胃积滞，治疗起来就比较棘手了。所以，家长一旦发现孩子腹泻，一定要给予足够的重视。

我的一位小患者的家长就很重视孩子的身体状况，孩子略微有些不适就立刻带孩子去医院。那一次就是因为孩子在周末拉了2天的肚子，没有一点食欲，只靠喝稀粥维持，周一我一出诊家长赶紧就带着孩子来了。

孩子说自己觉得没有力气，不想学习，一学习就头昏，虽然没有吃什么东西，大便的量也不多，可是老是一肚子疼就想去厕所。我问了孩子是不是吃什么吃坏了肚子，孩子说前两天因为同学生日，大家一起去吃自助餐，可能就是吃多了才这样。

我告诉孩子应该就是吃自助餐惹的祸，因为从他的舌脉来看也有食积之象。吃多了，脾胃负担过重，孩子才会有肚子痛的症状。

所以我开了个健脾消食、升阳止泻的方子，让其家长赶紧抓药回家制作健脾消食止泻膏。

吃完膏方药之后，孩子已经不再拉肚子了，大便成形而且排便次数正常，连孩子自己都觉得食欲好多了，精神百倍。

健脾消食止泻膏

水煎药：建神曲100克、半夏曲60克、炒麦芽100克、鸡内金100克、生黄芪100克、茯苓100克、连翘60克、芡实100克、藿香100克、炒薏米100克、炒扁豆100克、陈皮50克、胡黄连100克。

成膏药：鹿角胶100克、鳖甲胶100克。

调味药：生姜汁100毫升、饴糖100克。

制作方法：将水煎药煮2次，每次煎出200毫升药液；将鳖甲胶和鹿角胶一起加入200毫升水中，放入蒸锅蒸熟烊化；然后，将水煎药液同烊化胶混合搅匀，并加入生姜汁和饴糖，上火熬煮15分钟，和匀，装入洁净干燥的器皿之中，存放于冰箱。此为一个月左右的膏滋量。

用药加减原则：口干、心慌者，可加麦冬、五味子、炙甘草补养心阴；潮热盗汗者，可加胡黄连、牡丹皮养阴清虚热；腹胀满者，可加枳壳、木香以行气消胀除满。

服用方法：温水兑服，一次2匙（约10毫升/匙），因为是在长夏之时服用，故服用时间为2至3周即可。头两周早、晚饭后各1次，第3周隔一日的中饭后服用1次。

功效：健脾消食，升阳止泻。

注意事项：阴虚患者需要加减用药。

XIAO HUO AO XIAO YAO
小小药方来帮忙：学会用中药调理小儿尿床

小儿尿床，指小儿不自主地于夜间熟睡时排尿，尿床后并不一定发觉并未醒来。3岁以上的孩子，常患此病。

情绪管理不当是小孩子尿床的原因之一。患儿如果经常受到父母责骂，精神过度紧张，以及白天过度兴奋等，都会尿床。小便的管理取决于肾和

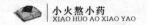

膀胱的功能，倘若孩子情志不舒，肝郁气滞，就会影响肾和膀胱功能，引起尿频、尿急、尿痛、遗尿等。

而孩子最常出现的就是遗尿了。我的一位小患者就是因为胆子小容易受惊吓，养成了尿床的习惯。

小患者今年5岁，晚上如果没有定时叫她起床，就很可能尿床，而她只有在早上起床时才会发现自己尿床了。平时她也挺精神的，也经常和别的孩子一起玩，从不挑食，在幼儿园里表现也很好，可是她的妈妈发现孩子的胆子还是很小，自己睡觉会害怕，晚上怕黑，一定要有一个小夜灯开着才敢一个人睡觉。

我在给孩子看病的时候，发现孩子并不是完全肾气虚，还夹带着肝郁气滞、内含虚热的表现。我当时就以疏肝清热、益肾养神的原则给孩子开了柴远益肾强智膏，还告诉孩子的父母要帮助孩子养成起夜的习惯。

孩子就在起夜训练配合吃药的治疗过程中，渐渐习惯了夜里要起床上厕所，慢慢地，孩子尿床的次数减少了。停药后，我让家长继续训练孩子起夜，并配合食疗。半年后孩子的妈妈高兴地带着孩子来看我，说孩子基本上已经不尿床了。

中医认为，遗尿与先天肾气亏虚、膀胱气虚收涩无力，导致下焦阳气虚，虚寒内生，不能管束小便有最密切的关系。另外，还可以因为肺脾气虚，导致无力固摄小便；还有肝郁化火，火热挟湿下注膀胱，膀胱被迫排尿等因素。

睡眠质量的好坏是判断心肾是否相互交融的最好客观依据。而与睡眠有关的疾病，除了失眠多梦以外，还有尿床。在小儿时期把病症治好，对于小儿成年之后的生活具有重要的意义。

另外，我的一位小患者患有典型的遗尿心肾不交证，他经常在睡梦中遗尿，睡觉时还有眠中烦躁、叫喊的表现，而白天则活泼好动、精力旺盛，一到晚上就睡不醒，尿床了也不知道。当我看到孩子的时候，发现他手心冒汗，他自己说脚心也会出汗。孩子的父母说他晚上常常踢被子，可到了早晨又总缩在被窝里不愿起床。这样的孩子通常都较瘦，吃饭多，食欲也不错，可就是长不胖。

所以，我也给孩子开了具有调养心肾功效的中药，同时告诉其父母要帮助孩子养成起夜的习惯。

复诊时，孩子的父母告诉我，孩子在吃药期间尿床的次数渐渐少了，白天也没有那么好动了，而且他们在夜里还定时叫醒孩子去小便。2个月后，孩子基本不尿床了，也养成了晚上定时小便的习惯。

所以，纠正孩子尿床的小毛病，可以从两个方面入手，一个是从改正孩子不良的生活习惯及调整异常精神情绪上着手，帮助孩子养成夜里定时起床排尿的习惯，比如定闹钟叫孩子起床小便，而且要注意不过分责骂、惩罚孩子；别让孩子白天过于兴奋或疲惫，以免夜里睡得太熟；孩子晚餐时不宜喝过多的汤水，平时少喝饮料等。另一方面，自然就是用中药固护先天、温阳散寒、清热化湿、健脾益肺，从而帮助孩子摆脱尿床困扰。

柴远益肾强智膏

水煎药：远志肉100克、醋柴胡60克、益智仁100克、生地黄200克、黄芩60克、丹皮100克、炒栀子60克、淡豆豉100克、桂枝100克、白芍100克、半夏曲60克、太子参100克。

成膏药：阿胶 100 克、鳖甲胶 100 克、鹿角胶 100 克。

调味药：桑葚汁 100 毫升、荆花蜜 100 克、米酒 200 毫升。

制作方法：先将阿胶加入米酒中浸泡一夜。第二日，将水煎药煮 2 次，每次煎出 300 毫升药液；将鳖甲胶和鹿角胶一起加入泡有阿胶的米酒中，放入蒸锅蒸熟烊化；然后，将水煎药液同烊化胶混合搅匀，上火熬煮 5 分钟，放温后，再加入桑葚汁和荆花蜜，和匀，装入洁净干燥的器皿之中，存放于冰箱。此为一个月左右的膏滋量。

用药加减原则：容易受惊者，加钩藤、竹茹；小便黄赤者，加黄连、木通、车前子；睡眠质量下降者，加炒枣仁、茯神、夜交藤。

服用方法：温水兑服，一次 2 匙（约 10 毫升/匙），头两周早、晚饭后各 1 次，第 3 至 4 周内，于中饭后服用 1 次，之后隔一日的中饭后服用 1 次，连续服用 4 至 6 周。

功效：疏肝清热，益肾养神。

注意事项：对于先天隐形脊柱裂所致遗尿患儿，本方只能作为辅助治疗方法，待患儿自身脊柱裂复原，遗尿现象自会减轻或消失。

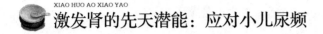

XIAO HUO AO XIAO YAO

激发肾的先天潜能：应对小儿尿频

王同学已经 11 岁了，有时候夜里还遗尿，尽管总定闹钟叫自己起床小便，可是总有睡得太熟听不见闹钟响的时候。因为要上初中了，到时候可能会住校，这个毛病必须得治好才行，至少让自己晚上听得见闹钟响啊，所以来找我看病，希望我能帮他摆脱夜间遗尿的困扰。

王同学告诉我他不仅偶尔会尿床，而且白天频频上厕所，尿量也多。我就问他："你吃饭好不好，食欲怎么样，大便偏干偏稀，会不会经常出汗呢？"

王同学回答："唐医生，我平常总是觉得懒懒的，不想讲话，上课也觉得累，想打瞌睡，吃饭不太好，经常吃不下，吃多了就拉稀，大便里还可以看到未消化的食物渣渣。"

果然与我想的一样，我见王同学面色萎黄，气色不是很好，皮肤干燥，人瘦瘦的没什么肌肉，说话也很小声，我想他的症状大概是受先天肾气亏虚的影响而导致的，肺脾虚弱，毕竟病史也比较长了嘛。于是我给他开了益肺健脾、温肾固脬止遗的培土生金止遗膏，还给他开了个温肾固脬贴脐方。取丁香、沉香、小茴香、乌药、肉桂、桑螵蛸、芡实、五倍子等适量研末，用白醋调成糊，每晚睡前用医用胶布贴在肚脐上，早晨起来拿掉即可。

王同学吃了一个多月的膏方药，并坚持每天外用温肾固脬贴脐膏敷贴脐部，加上父母帮助其夜里起来小便，这一个多月已经不再尿床了。后来我对其随访了 3 个月，王同学再也没尿床了。毕竟孩子也大了，知道病根，稍微调理，便能治愈。

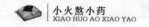

培土生金止遗膏

水煎药：生黄芪 100 克、覆盆子 100 克、五味子 100 克、菟丝子 100 克、太子参 100 克、桑螵蛸 100 克、益智仁 100 克、乌药 100 克、麦冬 100 克、炒白术 150 克、醋柴胡 60 克、升麻 100 克、炙甘草 60 克。

成膏药：阿胶 250 克。

调味药：乌梅肉（碎）100 克、生姜汁 100 毫升、冰糖 100 克、米酒 200 毫升。

制作方法：先将阿胶加入米酒中浸泡一日。隔日，将水煎药煮 2 次，每次煎出 300 毫升药液；将浸泡好的阿胶放入蒸锅蒸熟烊化；然后，将水煎药液同烊化胶混合搅匀，上火熬煮 15 分钟的同时，加入乌梅肉、冰糖和生姜汁，和匀，放温后，装入洁净干燥的器皿之中，存放于冰箱。此为一个月左右的膏滋量。

用药加减原则：身体消瘦、舌红少苔者，加丹皮、栀子、黄柏；记忆力不好、注意力不集中者，加菖蒲、远志、茯神；心胸烦闷者，加栀子、淡豆豉、浮小麦。

服用方法：温水兑服，一次 2 匙（约 10 毫升／匙），头两周早、晚饭后各 1 次，第 3 至 4 周内，于中饭后服用 1 次，之后隔一日的中饭后服用 1 次，连续服用 4 至 6 周。

功效：益肺补脾，固脬止遗。

注意事项：本方无特殊注意事项。

孩子的小便也不容忽视：小便清长的根源在于肾气虚

一天，一位母亲带着女儿来看门诊。小女孩已经 6 岁了，偶尔尿床，孩子的手脚摸着也是冰凉的，经常肚子不舒服，总觉得冷，夜里睡觉的时候，要抱着暖水袋才能睡着。

这正是肾气虚、虚寒内生的表现。于是我又问，孩子是不是小便清长，小便一次的时间挺久的，而且很怕冷？女孩的母亲说是的。

于是我给孩子开了温补肾阳、固脬止遗的滋水温阴固脬膏，并且让孩子妈妈在热水里加入药渣子来给孩子泡脚，水要热一点，但是水温不宜过高，这样药力不光能刺激脚底板的穴位，也可以帮助气血循环顺利通畅。

小女孩吃了近一个月的膏方药，复诊时，她妈妈告诉我，孩子以前吃西药都没有效，但这次吃中药挺管用的，而且膏方药的味道孩子也是可以接受的，孩子这个月基本没尿床，而且不怕冷，也没再喊肚子不舒服要抱热水袋了。她妈妈说孩子的食欲也不是太好，问我能不能再加点什么开胃的药。

我之前开的膏方本来重在治疗孩子肾虚遗尿的症状，但现在孩子已经恢复得差不多了，于是我在原方上又多加了炒麦芽和焦山楂两味药。又过了不到一个月，孩子妈妈带她再来复诊时说，孩子已经不尿床了，食欲也好了，而且比以前稍微胖了些。

滋水温阳固脬膏

水煎药：菟丝子 100 克、肉苁蓉 100 克、黑附片 30 克、当归 120 克、煅龙骨 100 克、山茱萸 100 克、五味子 100 克、桑螵蛸 60 克、炙甘草 60 克、土白芍 100 克、枸杞子 100 克、芡实 100 克。

成膏药：鹿角胶 100 克、阿胶 100 克、龟板胶 100 克。

调味药：肉桂粉 60 克、生姜汁 100 毫升、米酒 200 毫升、荆花蜜 100 克。

制作方法：先将阿胶加入米酒中浸泡一夜。第二日，将水煎药煮 2 次，每次煎出 200 毫升药液；将龟板胶和鹿角胶一起加入泡有阿胶的米酒中，放入蒸锅蒸熟烊化；然后，将水煎药液同烊化胶混合搅匀，再加入生姜汁、肉桂粉和荆花蜜，和匀，装入洁净干燥的器皿之中，存放于冰箱。此为三周左右的膏滋量。

用药加减原则：食欲不振者，加党参、白术、茯苓、山楂；困倦、睡不醒者，加菖蒲、远志、胆星、半夏；容易自汗者，加浮小麦、麻黄根。

服用方法：温水兑服，一次 2 匙（约 10 毫升 / 匙），头两周早、晚饭后各 1 次，第 3 至 4 周内，于中饭后服用 1 次，之后隔一日的中饭后服用 1 次，连续服用 4 至 6 周。

功效：温补肾阳，固脬止遗。

注意事项：本方偏温，不适合热证患儿。

XIAO HUO AO XIAO YAO
小胖墩不只是吃出来的：青少年肥胖的减重法

强强（化名）的网瘾非常大，长得胖胖的，平时最大的爱好就是坐在电脑桌前打游戏、上网，家长担心孩子这么迷恋电脑游戏肯定会影响孩子的长高长壮，也会为孩子日后的健康种下不良因子，所以把孩子带来给我看看，看有没有补救的方法。

虽然强强来看病有些不情愿，但在我问诊的过程中，我发现了他身体有不健康的迹象，例如经常便秘、跑几步路就会喘、经常心慌、手麻，容易疲倦，除了玩电脑以外，做什么事注意力都没办法好好集中等。我告诉强强，他身体机能的年龄至少比他实际年龄老了10岁。

要防止肥胖，必须消除导致肥胖的原因，由内分泌失调所引起的肥胖应以治疗为主。脾胃的运化不利、心肾交通不顺等，都能影响孩子的发育。夏季，孩子的脾胃最容易受湿邪的影响，湿盛则濡泻，所以孩子的食欲不好，消化功能也差。孩子还可能是因为心火虚旺，出现口腔溃疡，但下肢怕冷或腰酸尿频的肾阳虚现象，甚至是阳虚阴亢，有易汗出、手足心烦热等表现，这都与孩子大部分时间坐着而不运动有直接的关系。

强强也愿意改善自己的身体情况，愿意吃点中药调身体，并且在我的极力劝说下，他愿意试着花点时间在锻炼身体上。接着我就为其开了清湿热减肥，养肝肾以助长，清心神以交通心肾的参鹿龙牡膏。

6周后，强强再来复诊时，好像变了个人似的，健壮而精神奕奕。强强说他不仅瘦了，还长高了呢。

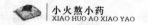

参鹿龙牡膏

水煎药：炒白术 150 克、生龙骨 200 克、木香 60 克、远志 100 克、石菖蒲 100 克、莲子心 60 克、生牡蛎 200 克、山药 100 克、砂仁（后下）60 克、鹿角镑 100 克、仙灵脾 100 克、藿香 100 克、薄荷（后下）50 克、孩儿参 100 克。

成膏药：鹿角胶 100 克、龟板胶 100 克。

调味药：荆花蜜 100 克。

制作方法：将水煎药煮 2 次，每次煎出 300 毫升药液；将龟板胶和鹿角胶一起加入 200 毫升水中，放入蒸锅蒸熟烊化；然后，将水煎药液同烊化胶混合搅匀，上火熬煮 15 分钟，放温后，再加入荆花蜜，和匀，装入洁净干燥的器皿之中，存放于冰箱。此为一个月左右的膏滋量。

用药加减原则：周身浮肿者，加生黄芪、泽泻、炒白术；心慌、气短者，加丹参、瓜蒌；食欲不振者，加炒麦芽、半夏曲、陈皮。

服用方法：温水兑服，一次 2 匙（约 10 毫升 / 匙），头两周早、晚饭后各 1 次，第 3 至 4 周内，于中饭后服用 1 次，之后隔一日的中饭后服用 1 次，连续服用 4 至 6 周。

功效：和胃化湿，益肾宁神。

注意事项：本方有化湿作用，阴虚证小儿需添加养阴之品。

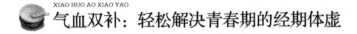

气血双补：轻松解决青春期的经期体虚

我曾经接诊过一个小姑娘，她一到换季的时候，就容易感冒，而且每次例假之前都会感冒。这样的情况对处于青春期的女孩子身体的正常生长发育是非常不利的，还容易在经期将病邪埋藏在身体里，对日后妊娠、更年期也会造成影响。很多成年女性的体质不好就是因为在青春期时不太注意而埋下了健康隐患。

这个小姑娘是在长夏发病时找我的，我让她在月经结束之后，赶紧吃药，我给她开了补肾运脾、调经通络的仲断健骨膏。

小姑娘吃了大概 3 周的膏药，到了下一个长夏的时候就没有再感冒了，但我嘱咐她母亲在长夏的时候一定避免让孩子受寒，多给孩子煲汤喝。春夏交接可以在汤里加点菊花、荷叶，夏秋交接可以在汤里加点黄芪、当归、麦冬，秋冬交接可以在汤里加点熟地、山药，冬春交接可以在汤里加点韭菜、桂圆，以增强免疫力。

一些女孩子在秋天的时候，例假期间也会觉得不舒服，秋季气候干燥，脏躁自然会引发夜寐不安、心烦意乱。所以，女孩子在秋天应该多食用理气润燥之品，缓解秋燥。

----- ❧ **仲断健骨膏** ❧ -----

水煎药：川续断 150 克、生杜仲 150 克、仙灵脾 120 克、生地 120 克、骨碎补 150 克、补骨脂 150 克、茯神 150 克、木香 60 克、

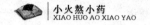

三七60克、川牛膝90克、丹参100克、当归120克、孩儿参150克、陈皮60克。

成膏药：阿胶250克。

调味药：荆花蜜100克、枸杞子100克、核桃仁100克、黄酒300毫升。

制作方法：先将阿胶加入300毫升黄酒中浸泡一日。隔日，将水煎药煮2次，每次煎出200毫升药液；将前一日浸泡好的阿胶放入蒸锅蒸熟烊化；然后，将水煎药液同烊化胶混合搅匀，上火熬煮15分钟，放温后，再加入荆花蜜、枸杞子和核桃仁，和匀，装入洁净干燥的器皿之中，存放于冰箱。此为三周左右的膏滋量。

用药加减原则：口干、皮肤干燥者，加麦冬、葛根、白茅根；视物疲劳者，加谷精草、青葙子；记忆力不佳者，加益智仁、金樱子、山萸肉。

服用方法：温水兑服，一次2匙（约10毫升/匙），因为是在长夏之时服用，故服用时间为2至3周即可。头两周早、晚饭后各1次，第3周隔一日的中饭后服用1次。

功效：补肾运脾，调经通络。

注意事项：本方无特殊注意事项。

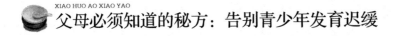

XIAO HUO AO XIAO YAO

父母必须知道的秘方：告别青少年发育迟缓

茵茵（化名）是 11 岁的时候来月经的，孩子月事第一次来的时候，她的母亲觉得应该给孩子进行全面的身体调补，于是就带着孩子来我这儿，看看她有哪个方面需要调整。

春季是长高的季节，因为春季的特性是生发，但春季长高的关键在于养血活血、柔肝养筋，其次才是补肾填精、长骨益髓。

问诊的过程中，茵茵说自己没有任何病痛或相关表现，但我发现这孩子比较害羞，不是十分活泼，所以我打算在孩子的膏方里，略微增加能使孩子胆子大一点、更加活泼一点的药的分量，比方说玳玳花、炒栀子、石菖蒲、蔓荆子等。

一个多月后，茵茵的妈妈带着茵茵来复诊时，说孩子的月事问题没出现过任何困扰。我让茵茵妈妈先观察 1 至 2 个月，等夏季，最好是三伏天时，再来开膏药，此后孩子若每个季节都能用膏方调养个 2 至 3 周，对成长发育的促进作用就足够了。

虽说人的成长与遗传密不可分，但绝对不是说上一辈矮小，那孩子肯定就长不高，也不能说父母不胖，孩子就不用担心长胖。先天的遗传基因无法改变，但是后天的调养就好像一个人去改变自己的命运一样，是可以在早已确定的事实上做改动的，所以命运盛衰和后天的成长情况，其实决定权都掌握在自己的手里。《黄帝内经》有云："女子二七，天癸至，任脉通，太冲脉盛，月事以时下。""男子二八，肾气盛，天癸至，精气溢泻。"也就是女孩子在十四岁前后性成熟，而男孩子是在十六岁前后，尽管生活水平的提高使得女孩子的青春发育期有所提前，男孩子亦然，但这也提醒家长在适当的时候，为孩子的第二发育期做准备，在孩子发育期间，针对其生长发育不足之处，用中医的独特治疗方法改善孩子较弱体质，可以促进孩子的生长发育；或是趁着孩子在第二性征发育时期，依靠中药的调补，令孩子长高、长壮，让孩子第二性征的发育能够更加成熟。

我的一位朋友，他和他的太太都是打篮球的，两人都长得很高，可是他们的孩子珂珂都已经上初中了，在班里还是算瘦小的。他们原本也不担心，觉得自己的基因里肯定有长高的因子传给孩子，孩子只是还没到长高的时候罢了，但有一次他们听了我的中医转骨理论，有些着急了，生怕错过了孩子长高的最佳时机，所以让我一定要给他们的孩子开个方子调理，好让孩子长高。

孩子服用了我给开具的方子进行调补，一个多月后，朋友打电话给我，孩子一个月就长高了 2 公分，问我还要不要吃药。我告诉朋友，药可以先停下，但要让孩子趁此机会多喝大骨汤、鸡汤、鸭汤，巩固疗效。

······ 养筋强骨膏 ······

水煎药：柴胡 100 克、清半夏 60 克、炙甘草 60 克、补骨脂 100 克、川芎 100 克、桑寄生 100 克、金毛狗脊 100 克、木瓜 100 克、川续断 100 克、川牛膝 100 克、当归 100 克、鹿角镑 100 克、生杜仲 100 克。

成膏药：阿胶 250 克。

调味药：冬虫夏草粉 10 克、枸杞子 60 克、荆花蜜 100 克、米酒 300 毫升。

制作方法：先将阿胶加入米酒中浸泡一日。隔日，将水煎药煮 2 次，每次煎出 300 毫升药液；将浸泡好的阿胶放入蒸锅蒸熟烊化；然后，将水煎药液同烊化胶混合搅匀，上火熬煮 15 分钟，放温后，再加入冬虫夏草粉、枸杞子和荆花蜜，和匀，装入洁净干燥的器皿之中，存放于冰箱。此为一个月左右的膏滋量。

用药加减原则：急躁、易怒者，加白芍、龙胆草、炒栀子；疲倦、思睡者，加菖蒲、郁金、远志；食积腹胀者，加鸡内金、焦山楂。

服用方法：温水兑服，一次 2 匙（约 10 毫升 / 匙），头两周早、晚饭后各 1 次，第 3 至 4 周内，于中饭后服用 1 次，之后隔一日的中饭后服用 1 次，连续服用 4 至 6 周。

功效：柔肝养筋，升阳益肾。

注意事项：本方偏温，热证小儿需添加清热之品。

XIAO HUO AO XIAO YAO

轻松应对百病之源：免疫力低下的调养方法

患儿元元（化名）自从上幼儿园之后，只要园里一有孩子感冒，他就肯定会被传染。元元不仅经常鼻流清涕、咳嗽、嗓子疼，有的时候还会流点鼻血，而且经常大便不畅。为了缓解他的症状，他的父母请大夫给他开

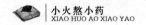
了点西药进行调理，可他吃了西药以后，还容易拉肚子。

我见到元元的时候，他只是一个瘦小的孩子，面色苍白，唇色也淡，舌色淡红，却少苔。这就与孩子经常外感受邪，加上西药多偏寒凉，脾胃也虚寒有关系，所以不仅抵抗力没有因吃药而提升，反而因体质的下降而经常感冒。

我便以养阴益气、润肺固表为原则，给孩子开了养阴益气润肺膏。针对孩子流鼻血的情况，我去掉了诸多养阴药中的一味，加了点生地榆以止血。

孩子吃完膏药以后，感冒已痊愈。我告诉家长，除非孩子患急性肺炎，高烧十分严重，否则只用中药治疗就可以了。随访3个月，孩子都没有再因幼儿园中其他孩子的传染而患上感冒。

若是孩子在感冒时偶尔流少量的鼻血，家长不必过于担心，可以在方子里加入生地榆以止血。若是孩子经常流鼻血，就需要上耳鼻喉科进行检查了。

⁓❧ 养阴益气润肺膏 ❧⁓

水煎药：南沙参120克、麦冬120克、五味子60克、生黄芪150克、瓜蒌仁100克、桑白皮100克、玉竹120克、芦根100克、葛根100克、炒白术150克、防风100克、辛夷花100克、枇杷叶100克、紫菀100克。

成膏药：龟板胶100克、鹿角胶100克。

调味药：鲜梨汁100毫升、荆花蜜100克。

制作方法：将水煎药煮2次，每次煎出300毫升药液；将龟板胶和鹿角胶一起加入200毫升水中，放入蒸锅蒸熟烊化；然后，将水煎药液同烊化胶混合搅匀，上火熬煮15分钟，放温后，再加入梨汁和荆花蜜，和匀，装入洁净干燥的器皿之中，存放于冰箱。此为一个月左右的膏滋量。

用药加减原则：阴虚内热，潮热盗汗者，加银柴胡、胡黄连；腹胀大便不通者，加枳壳以润肠通腑；咳嗽咯痰色白者，加半夏、苏子、厚朴、杏仁以顺气祛痰。

服用方法：温水兑服，一次2匙（约10毫升/匙),头两周早、晚饭后各1次，第3至4周内，于中饭后服用1次，之后隔一日的中饭后服用1次，连续服用一个月左右。

功效：养阴益气，润肺固表。

注意事项：本方较不适合血虚患儿服用。

五行、五脏与四季五时关系表

中国的传统观念认为，世界上万物万事都由五行（木、火、土、金、水）构成，正所谓木能生火，火能暖土，土的繁衍功能造就了金，金能生水，而水能植木，这就是五行相生的顺序。与之相呼应的是中医千百年来的教育体系，虽首重阴阳，但非常注重五行与五脏的相互配伍，并推演出五脏生克理论。

其实，天地有阴阳，人体也一样。既然世界由五行构成，那么五行也必然是构成人体的基础。经过千百年来的理论与实践，我们可以毫不犹豫地说，人体各种功能，包括生理和心理，其根基是五脏，还有五志、五体、五音、五味、五窍等的对应。

人从有生命的那一刻开始到生命的终结，又被简单归类为"生、长、壮、老、已"五个阶段，这体现的是时间与人体变化的呼应。当我们将生长收藏与天地相呼应的时候，最契合的莫过于四季的变换。春季初生、发芽，夏季成长、茂盛，秋季肃杀、收获，冬季凋零、贮藏。

我们不禁要问，这四季如何对应得上五脏或五行呢？

聪明的前人在长期的观察与实践当中，证实了当季节转换、变化的时候，人体必然会有所转变，也就是"过渡"阶段，体质好的人自然能够很好地从这个季节过渡到下一个季节，而体质差的人就容易在这个过渡阶段里生病，这个过渡阶段，就被称之为"长夏"。

为什么叫"长夏"，不叫长春、长秋或长冬呢？

我们可以粗略地考虑为，长夏被证实了是脾气旺盛的时候，而脾属土，我们都知道的是火能生土，这就是说长夏在五行表里，应该是被排在了火的后面，而火指代的季节是夏季，为了能有接续的意义，所以将脾土的主时称为"长夏"。

具体的五行、五脏与四季五时的关系，我就简要地列在下面的表格之中，以便读者朋友们对照。

五行	脏腑	四季五时	时间划分（按阳历算）
木	肝、胆	春	3 月 1 日～5 月 13 日
火	心、肠	夏	6 月 1 日～8 月 13 日
土	脾、胃	长夏	2 月 11 日～28 日 5 月 14 日～31 日 8 月 14 日～31 日 11 月 13 日～30 日
金	肺、大肠	秋	9 月 1 日～11 月 12 日
水	肾、膀胱	冬	12 月 1 日～隔年 2 月 10 日

古膏方新用途一览表

古膏方名	成分、制作、功效及主治	新用途
琼玉膏：《洪氏集验方》	成分：人参、生地黄汁、茯苓、石蜜。	1.本方将人参换成太子参或党参，即有益气养阴、健脾润肺的功效，可治脾胃气虚所致的神疲乏力、食欲减退，以及肺脾阴虚所致的头晕、咳嗽、口干、便秘等症。
	制作：先以地黄汁同蜜熬沸，加人参、茯苓末，和匀成膏。	2.本方将人参换成玄参，可以用于肿瘤放化疗后期的体力恢复而不至于病情反复。
	功效：滋阴润肺，益气补脾。	3.本方还有润肤养颜的功效，特别适合阳气亏虚面色不好或皮肤干燥、松弛的人。
	主治：肺阴亏损，虚劳干咳，咽燥咳血，肌肉消瘦，气短乏力。	

古膏方名	成分、制作、功效及主治	新用途
益寿膏:《李鸿藻拟膏药方》	成分: 附子、肉桂、法半夏、陈皮、羊腰、虎骨、吴茱萸、川椒、白附子、小茴香、白术、苍术、艾叶、当归、破故纸、香附、川芎、杜仲、续断、巴戟天、黄芪、党参、酒白芍、五加皮、益智仁、潼蒺藜、五味子、川楝子、桂枝、天麻、干鹿尾、胡芦巴、川乌、鹿角、云苓、川草薢、肉豆蔻、菟丝子、干姜、茵陈、胡桃仁、公丁香、生姜、枸杞子、大葱头、缩砂仁、生甘草。 制作: 用适量麻油炸枯药, 去渣, 熬至滴水成珠, 膏遂成。 功效: 温肾健脑, 疏肝缓急, 健脾益气。 主治: 肾阳亏虚, 肝脾失和(症见腰膝酸软、记忆力减退、容易紧张、急躁易怒、食欲不振), 还能提高免疫力。	1.阳虚之人可用来益智健脑, 提高记忆力, 集中注意力。 2.肝肾亏虚, 症见头晕乏力、情绪低落、尿频尿急、腰膝酸软、阳痿遗精、女子月经失调的患者等, 可用之补益肝肾。

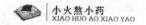
古膏方名	成分、制作、功效及主治	新用途
菊花延龄膏：《慈禧光绪医方选议》	成分：鲜菊花瓣。 制作：用水熬透，去滓再熬浓汁，少兑石蜜，炼蜜收膏。 功效：益寿延龄、缓解眼疲劳。 主治：眼皮艰涩。	1. 可用于缓解因说话过多所导致的嗓子干疼、口干舌燥等症。 2. 肝阳上亢所致高血压患者可用之作日常食用饮料，但切记调畅情志，否则所做的一切防病治病的工作都会变成无用功。
龟鹿二仙膏：《摄生总要》	成分：龟板、鹿角、党参、枸杞子。 功效：益气血、补精髓。 主治：肾气虚衰，精血不足所致的眩晕耳鸣，视物昏花，肢体麻木，腰膝酸软，畏寒肢冷，手足麻木，阳痿，遗精，舌淡，苔白或少，脉沉无力等病症。	1. 有补肾添精益髓的功效。 2. 所有无虚热或实热证的体虚患者可用之调补，18 岁以下小儿除特别虚弱之外，都不适合本方。
调元百补膏：《寿世保元》	成分：当归身、生地黄、熟地黄、枸杞子、白芍、人参、五味子、麦门冬、地骨皮、白术、白茯苓、莲肉、怀山药、川贝母、炙甘草、琥珀、薏苡仁。 功效：养血和中，宁嗽化痰，退热定喘，除泻止渴。 主治：五劳七伤，诸虚劳极，元气不足，脾胃虚弱者。	1. 可用于治疗痰湿体质之胃肠道疾患。 2. 适合月经紊乱的患者补肝肾、强筋骨、活血化瘀。 3. 适合阴虚燥热的患者养阴化燥、清虚热。 4. 适合智力发育较慢的小儿或体力衰退的成人补肾健脾。

成品膏方巧用一览表

类别	膏药名	成分、功效及主治	新用途
单药膏	夏枯草膏	成分：夏枯草。	1.适合脾气急躁易怒或抑郁闷闷不乐的肝郁气滞之人，疏肝解郁。
		功效：清火，明目，散结，消肿。	2.本品有慢调高血压的功效，可作为肝阳上亢或肝郁气滞之高血压（症见头痛、目眩）患者的辅助食疗膏方，因为夏枯草能使血压下降。
		主治：用于头痛，眩晕，扁桃体炎，甲状腺功能亢进，乳腺炎，淋巴结结核，乳腺增生等症。	3.本品能清肝明目，可用于治疗肝热目赤肿痛，并可添加苦丁、菊花一起泡茶饮用。 4.本品有养血清热的功效，可用于治血虚有热之崩漏、带下等症。
	金樱子膏	成分：金樱子。	1.本品有止血、生津、止泻、敛汗之功效，可用于治疗吐血、鼻血、便血、崩中等出血症，以及治疗腹泻、便溏等病症，还可用于辅助治疗阴虚盗汗。
		功效：补肾固精。	
		主治：肾虚所致咳喘、汗出不止、夜间遗尿、小便频数、男性遗精、滑精，女性白带过多等症。	2.金樱子能补益肝肾之精髓，强壮筋骨，温补五脏，温养气血。故可用于治疗哮喘之喘息及纳气功能不行，还可治疗筋骨酸痛、小便不禁等症。
		禁忌：有实火、邪热（症见上火、口舌生疮、心烦急躁易怒、口干饮水不解渴、小便短赤、大便秘结）者忌服。	

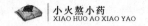
类别	膏药名	成分、功效及主治	新用途
单药膏	益母草膏	成分：益母草。	1.治疗瘾疹瘙痒，例如湿疹、风疹、荨麻疹等。 2.帮助肾虚血亏（症见面色苍白或晦暗、失眠多梦、倦怠乏力、腰膝酸软、小便频急、大便秘结或呈羊脂球状）患者通利二便。
		功效：清热凉血，活血祛瘀，调经止血，利尿消肿。	
		主治：月经不调，胎漏难产，胞衣不下，产后血晕，瘀血腹痛，崩中漏下，尿血，便血，痈肿疮疡。	
复合膏	秋梨膏	成分：秋梨、生地黄、白茅根、麦冬、浙贝母、青萝卜、鲜藕、大枣、白蜜。	1.可用于皮肤干燥之人养阴美肌润肤。 2.可用于血虚便秘之人养血通便。
		功效：润肺止咳，生津利咽。	
		主治：阴虚肺热之咳嗽喘促、痰涎黏稠、胸膈满闷、口燥咽干、烦躁声哑，对肺热久嗽伤阴者尤佳。	
		禁忌：脾胃虚寒、手脚发凉、大便溏泄的人最好别吃秋梨膏，以避免虚寒症状加重，更易腹泻，即便是易上火、大便干、咳嗽患者也不能多吃。	
	阿胶补血膏	成分：阿胶、熟地黄、党参、黄芪、枸杞子、白术。	1.可用于治疗月经失调之血少、痛经、畏寒、四肢不温。 2.可用于溃疡病患者的调补，有养血健脾的功效。
		功效：益气补血。	
		主治：久病体弱，气虚血亏。	
	二冬膏	成分：天冬、麦冬。	有养心阴、安心神的功效，可用于治疗心阴亏虚之烦躁、失眠。
		功效：养阴润肺。	
		主治：肺阴不足引起的燥咳痰少，鼻干咽痛。	

类别	膏药名	成分、功效及主治	新用途
复合膏	丹莪复方煎膏	成分：紫丹参、莪术、竹叶、柴胡、三七、赤芍、当归、三棱、香附、延胡索、生甘草、蜂蜜。 功效：活血化瘀，疏肝理气，调经止痛。 主治：妇女瘀血阻滞所致月经不调，痛经，经期不适。 禁忌：孕妇禁用、糖尿病患者禁服。	1. 本品有疏肝行气、消食除满的功效，可用于肝郁气滞、肝胃失和之人（症见两胁胀满、胃脘疼痛、食积腹胀）。 2. 可辅助治疗癌症患者因血瘀气滞（症见心慌胸闷、气短乏力、面色晦暗或萎黄，容易着急或紧张、舌质紫暗或舌上有瘀斑、瘀点）引起的疼痛、食欲差。
	复方益母草膏	成分：益母草、当归、川芎、白芍、地黄、木香。 功效：调经养血，化瘀生新。 主治：血瘀气滞引起的月经不调，行经腹痛，量少色暗。 禁忌：孕妇忌服。	本品为四物汤加益母草及木香，故有养血行气、开胃通便的作用，可用于血虚气滞之人所见心慌、气短、胃胀、便秘等症。
	人参养荣膏	成分：人参、炙黄芪、当归、白芍（麸炒）、白术（土炒）、肉桂、熟地黄、茯苓、五味子（酒蒸）、陈皮。 功效：温补气血。 主治：气血两亏，病后虚弱。	本品有培补元气、养血温中之功效，故可给产后坐月子的妈妈们调补身子，或可用于手术之后气血俱虚之人的病后调补。

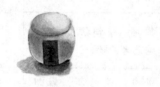